格致余论

白话译注

主编　张振宇　普勇斌

YNK 云南出版集团
云南科技出版社
·昆明·

图书在版编目（CIP）数据

格致余论白话译注 / 张振宇，普勇斌主编. －－ 昆明：云南科技出版社，2022. 5
ISBN 978－7－5587－4205－7

Ⅰ. ①格… Ⅱ. ①张… ②普… Ⅲ. ①医论－中国－元代 Ⅳ. ①R2－53

中国版本图书馆 CIP 数据核字（2022）第 072719 号

格致余论白话译注

GEZHI YULUN BAIHUA YIZHU

张振宇　普勇斌　主编

出 版 人：温　翔
策　　划：李　非
责任编辑：李凌雁
　　　　　陈桂华
责任校对：张舒园
责任印制：蒋丽芬

书　　号：ISBN 978－7－5587－4205－7
印　　刷：昆明天泰彩印包装有限公司
开　　本：787mm×1092mm　1/16
印　　张：7. 25
字　　数：169 千字
版　　次：2022 年 5 月第 1 版
印　　次：2022 年 5 月第 1 次印刷
定　　价：49. 00 元

出版发行：云南出版集团　云南科技出版社
地　　址：昆明市环城西路 609 号
电　　话：0871－64190973

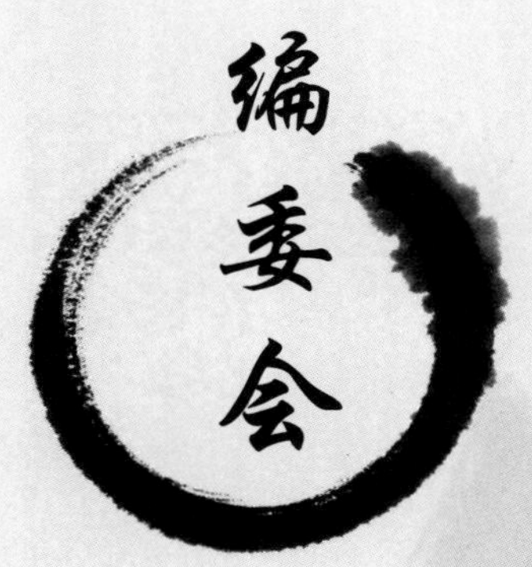

编委会

主　编　张振宇　普勇斌

编　委　（按姓氏笔画排序）

王忠丽　文　宾　朱玲逸　许晓娟　阮艳玲
孙旭松　李树伟　杨　丹　杨　帆　吴永会
吴艳柳　张晓燕　胡润萍　夏　桃　倪　媛
徐　莹　黄玮娟　程　召　潘　霞

前言

《格致余论》是中国最早的一部医话专著。它是我国医学宝库中的重要著作之一，也是集中反映“金元四大家”之一朱丹溪之学术思想的代表著作。朱氏精研医理，取儒家“格物致知”之意为该书命名。

朱丹溪（1281—1358年），名震亨，字彦修。生于元代初期，浙江义乌人，世居丹溪，人称“丹溪翁”，是浙江历史上最负盛名的中医学家。朱丹溪幼年好学聪慧，熟读经书，曾随程朱学派传人许谦学习理学，因母病，放弃科举而习医。听闻罗知悌之盛名，朱丹溪多次拜访，均被拒。后罗知悌为朱丹溪的诚意与坚持所打动，终于接纳他。罗知悌是金朝名医刘完素之再传弟子，又旁通于张子和、李东垣二家学说。朱丹溪吸收了河间“寒凉学派”、子和“攻下学派”、李东垣“补土学派”三家之长，结合自身临证经验，形成了独特的“养阴学派”。

朱丹溪参考北宋程颢、程颐《二程粹言·天地篇》中“天地阴阳之运，升降盈虚，未尝暂息，阳常盈，阴常亏。一盈一虚，参差不齐，而万变生焉”的观点，在《格致余论·相火论》中写道：“五性厥阳之火相扇，则妄动矣。火起于妄，变化莫测，无时不有，煎熬真阴，阴虚则病，阴绝则死”，“百病皆生于风、寒、暑、湿、燥、火之动而为变者”。他认为人体五志过极、五运六气交替，皆可引发相火妄动，煎熬人体真阴，导致阴虚阳亢，诸病丛生。这个观点为其“阳有余而阴不足”的学说奠定了理论基础，同时也是他“养阴降火”这一治法的重要依据。相火论在中医史上影响深远。

朱丹溪以擅治气、血、痰、郁而著称。《丹溪心法·六郁》指出：“气血冲和，万病不生，一有怫郁，诸病生焉。故人身诸病，多生于郁。”他的观点是，气常用四君子汤，血常用四物汤，痰常用二陈汤，郁常用越鞠丸，随证加减。这对杂病诊治有重要指导意义，故有“杂病宗丹溪”之说。该说不但对后世医学的发展产生了深刻影响，且远播海外，促进了日本汉医后世派的形成与发展。

朱丹溪在《格致余论·阳有余阴不足论》指出："人之生也，男子十六岁而精通，女子十四岁而经行，是有形之后，犹有待于乳哺水谷以养，阴气始成而可与阳气为配，以能成人，而为人之父母。古人必近三十、二十而后嫁娶，可见阴气之难于成……阴气之成，止供得三十年之视听言动，已先亏矣。"他认为阴气难成而易亏，阴精损耗是导致衰老的原因。其他篇章如"饮食色欲箴序""茹淡论""房中补益论""养老论""慈幼论"等指出要静心节欲、茹淡饮食，把不使相火妄动、保养阴精作为人生自幼至老的摄生要旨，这些调理方法契合现代人追求健康长寿的普遍愿望，对调养身心有重要的指导意义。

本书共载医论文章四十余篇，涉及内、外、妇、儿各科，包括脉法、身体调理、优生、治法、医案等内容，也收录了对一些方剂的评述，对探究气血痰郁病机，指导临床施治，帮助身心养护具有不可低估的意义。所以本书不仅是学习和研究丹溪学术思想的重要资料，而且对教学、科研、临床有指导和参考价值。

《格致余论》成书于1347年，目前国内可见版本有元刊本、明正德间刊本、古今医统正脉全书本、1954—1956年人民卫生出版社影印本等10余种。本次整理所选底本为元刊本，个别歧义处参考其他版本校订。由于参与校注整理人员水平参差不齐，加之编者学识所限，书中难免有错漏之处，敬请读者不吝赐教。

张振宇

2021年9月于昆明

目录

序

原文

《素问》，载道之书也。词简而义深，去古渐远，衍文错简，仍或有之，故非吾儒不能读。学者以易心[①]求之，宜其茫若望洋，淡如嚼蜡。遂直以为古书不宜于今，厌而弃之，相率以为《局方》之学；间有读者，又以济其方技，漫不之省。医道隐晦，职此之由。可叹也！震昌[②]三十岁时，因母之患脾疼，众工束手，由是有志于医。遂取《素问》读之，三年似有所得。又二年母氏之疾，以药而安。因追念先子[③]之内伤，伯考[④]之瞀闷[⑤]，叔考[⑥]之鼻衄，幼弟之腿痛，室人之积痰，一皆殁于药之误也。心胆摧裂，痛不可追。然犹虑学之未明，至四十岁复取而读之。顾以质钝，遂朝夕钻研，缺其所可疑，通其所可通。又四年而得罗太无讳知悌者为之师，因见河间、戴人、东垣、海藏诸书，始悟湿热相火为病甚多。又知医之为书，非《素问》无以立论，非《本草》无以主方。有方无论无以识病，有论无方何以模仿？夫假说问答，仲景之书也，而详于外感；明着性味，东垣之书也，而详于内伤。医之为书，至是始备；医之为道，至是始明。由是不能不致疑于《局方》也。《局方》流行，自宋迄今，罔间南北，翕然而成俗，岂无其故哉！徐而思之，湿热相火，自王太仆注文已成湮没，至张、李诸老始有发明。人之一身，阴不足而阳有余，虽谆谆然见于《素问》，而诸老犹未表章，是宜《局方》之盛行也。震昌不揣芜陋，陈于编册，并述《金匮》之治法，以证《局方》之未备，间以己意附之于后，古人以医为吾儒格物致知一事，故目其篇曰《格致余论》。未知其果是否耶？后之君子，幸改而正诸。

注释

① 易心：轻易之心。

② 昌：正当。

③ 先子：先父。

④ 伯考：已故的伯父。

⑤ 瞀闷：眼花头昏。

⑥ 叔考：已故的叔叔。

译 文

《素问》是阐述医学道理的书籍，其词语虽简，义理却很深奥，由于距离著述时代越来越远，其中文字错漏，仍然可能存在。所以，如果不是我们这样的读书人，就难以读懂。学习《素问》的人若以轻易之心去读它，必然茫然而望洋兴叹，感到淡而无味，如同嚼蜡，甚至以为《素问》这部古书不适合当下，而加以厌弃，相互都去学习《局方》。还有一些读者，读《素问》不是为了学习它的理论，仅仅是为了获得方技之术，阅读时漫不经心。医学之道隐晦不明，正是从此而来的，实在令人叹息。在我三十岁的时候，母亲患脾胃疼痛之病，许多医生束手无策，因此我就立志学医。于是我取《素问》研读，三年以后，似有所得。过了两年，母亲又患疾病，服用我开的药而获痊愈。因此，我就回想起先父的内伤疾病，先伯父的眼花头昏，先叔父的鼻出血，幼弟的腿痛，亡妻的痰积，他们同样都是因为用药错误而死亡。每忆及此，心胆俱裂，痛苦得难以追忆。但是我仍然担心自己所学还不够明达，到四十岁时，又拿来《素问》研读。考虑到自己本性愚钝，于是朝夕钻研，对疑惑之处暂时搁下，对那些可以通晓之处则必求其精通。这样又过了四年，我得到罗太无（讳知悌）做我的老师，又读了刘河间、张子和（号戴人）、李东垣、王好古（号海藏）等人的医书，开始领悟到由湿热相火而产生的疾病较多。我又从中知道了医者著书，没有《素问》就不能下定论，没有《本草》就不能成处方。有方剂而无理论没有办法认识疾病；有理论而无方剂，又凭什么去模仿效法呢？论理问答，推张仲景之书，其详于外感方面的论述；对药物的性味论述详明，推李东垣之书，其详于内伤方面的论述。医学之书，至此开始完备；医学理论，至此开始明确。因此，我就不能不对《局方》产生某些疑问。《局方》的流行，从宋朝到现在，无论南北，已经约定俗成，这难道没有缘故吗？细细地想来，湿热相火产生疾病这个道理，自王冰注释《素问》以来已逐渐湮没不明，到了张子和、李东垣诸老前辈才开始有所阐发揭示。至于人的一身常阴不足而阳有余这个道理，虽然在《素问》中记载得很详备，但是上述诸老前辈仍然未能加以阐发而使之彰明，这就是《局方》盛行的缘故。我不顾自己的荒疏和浅陋，把自己的认识编写成书，并且记述了《金匮》的一些治法，以此论证《局方》的不够完备，还把一些自己的见解附在后面。古人把医学作为学者研究事物的道理从而获得新知的手段，所以我把自己所写的书命名为《格致余论》，不知最后是否真能达到这个目的。希望后世君子，给予指正为幸。

饮食色欲箴

饮食色欲箴序

原　文

传曰：饮食男女，人之大欲存焉。予每思之，男女之欲，所关甚大；饮食之欲，于身尤切。世之沦胥[①]陷溺于其中者，盖不少矣！苟志于道，必先于此究心焉。因作饮食、色欲二箴[②]，以示弟侄，并告诸同志云！

饮食箴

原　文

人身之贵，父母遗体。为口伤身，滔滔皆是。人有此身，饥渴洊[③]兴，乃作饮食，以遂其生。睠[④]彼昧者，因纵口味，五味之过，疾病蜂起。病之生也，其机甚微，馋涎所牵，忽而不思。病之成也，饮食俱废，忧贻父母，医祷百计。山野贫贱，淡薄是谙[⑤]，动作不衰，此身亦安。均气同体[⑥]，我独多病，悔悟一萌，尘开镜净，日节饮食。《易》之象辞[⑦]，养小失大。孟子所讥，口能致病，亦败尔德。守口如瓶，服之无斁[⑧]。

色欲箴

原　文

惟人之生，与天地参，坤道成女，乾道成男。配为夫妇，生育攸寄，血气方刚，惟其时矣。成之以礼，接之以时，父子之亲，其要在兹。睠彼昧者，徇情纵欲，惟恐不及，济以燥毒。气阳血阴，人身之神，阴平阳秘，我体长春。血气几何？而不自惜！我之所生，翻为我贼。女之耽[⑨]兮，其欲实多。闺房之肃，门庭之和。士之耽兮，其家自废，既丧厥[⑩]德，此身亦瘁。远彼帷薄[⑪]，放心乃收，饮食甘美，身安病瘳。

注　释

① 沦胥：相继沦丧或沉迷。

② 箴：文体的一种，用以规劝告诫。

③ 洊（jiàn）：通“荐”。意为一次又一次。

④ 睠：顾；看。

⑤ 淡薄是谙：谙，熟悉。唯知淡薄养生。

⑥ 均气同体：意谓人的体气均相同。

⑦《易》之象辞：意为《易传·象辞》上所说。

⑧ 服之无斁（yì）：坚持勿要厌弃。斁，厌弃。

⑨ 耽（dān）：沉溺。

⑩ 厥：其。

⑪ 帷薄：帷，帐子；薄，帘布。意指房室之事。

译文

大家都流传说：饮食与色欲是人的最基本欲望。我每次思考这些就会想到，色欲影响非常大，饮食对人的身体也非常重要。但社会上堕落沉沦于其中的人却不少。假如有志于医者，一定要用心探究这些。因此写出饮食、色欲这两篇，来告诉家人及各位同道。

人的身体都是父母给予的，非常珍贵。因为饮食不当损伤到身体健康的，比比皆是。人有身体，便会饥渴，于是会用吃喝来满足自己的需求。有些愚昧的人，因为过度放纵，饮食不节制，疾病丛生。病初起时，病情轻微，贪吃饮食，忽然不思饮食，病已形成。随着病情进展，食欲不佳，父母担心，医生也想尽各种办法。平民百姓，饮食清淡，淡泊名利，经常运动，身体安康。人的体气相同，但我的病却偏多，在此悔悟思考，突然明白，应该节制饮食。《易经》的象辞中说道，因为一些小的欲望，失去了更大的东西，这是孟子曾批评过的。口能让人生病，也能败坏品德。紧守其口，坚持而不要厌弃。

人的生命，与天地相仿，坤道为女性，乾道为男性。血气方刚之时配为夫妻，才是繁育下一代最好的时候。在合适的时候做合适的事情。父子亲情的厚薄，关键在这里。那些愚昧的人，纵情肆欲，尚嫌不够，滋生了燥毒病邪。气为阳血为阴，人的精神，保持阴阳平衡，身体就能长久年轻健康。血气能有多少？如果不自己珍惜，不能养生，反而会伤害身体。女人沉迷于色欲者，影响非常大。房事适度，家庭和谐。男人沉迷于色欲者，家庭衰败、道德堕落，身体也会逐渐变差。房事适度，收心节欲，饮食节制，身体才会健康。

按语

饮食色欲是人最基本的欲望，但也是最容易损害健康的欲望。朱熹主张克服人的欲望，控制性欲，节制饮食，淡薄养生。因此将此篇置于卷首，可见此篇的重要性。

阳有余阴不足论

原　文

人受天地之气以生，天之阳气为气，地之阴气为血。故气常有余，血常不足。何以言之？天地为万物父母。天大也为阳，而运于地之外；地居天之中为阴，天之大气举之。日实也，亦属阳，而运于月之外；月缺也，属阴，禀日之光以为明者也。人身之阴气，其消长视月之盈缺。故人之生也，男子十六岁而精通，女子十四岁而经行，是有形之后，犹有待于乳哺水谷以养，阴气始成而可与阳气为配，以能成人，而为人之父母。古人必近三十、二十而后嫁娶，可见阴气之难于成，而古人之善于摄养也。《礼记》注曰：惟五十然后养阴者有以加。《内经》曰：年至四十阴气自半而起居衰矣。又曰：男子六十四岁而精绝，女子四十九岁而经断。夫以阴气之成，止供得三十年之视听言动，已先亏矣。人之情欲无涯，此难成易亏之阴气，若之何而可以供给也？

经曰：阳者天气也，主外；阴者地气也，主内。故阳道实阴道虚。又曰：至阴虚天气绝，至阳盛地气不足。观虚与盛之所在，非吾之过论。主闭藏者肾也，司疏泄者肝也。二脏皆有相火，而其系上属于心。心君火也，为物所感则易动，心动则相火亦动，动则精自走，相火翕然而起，虽不交会，亦暗流而疏泄矣。所以圣贤只是教人收心养心，其旨深矣。

天地以五行更迭衰旺而成四时，人之五脏六腑亦应之而衰旺。四月属巳，五月属午[①]，为火大旺。火为肺金之夫，火旺则金衰。六月属未，为土大旺，土为水之夫，土旺则水衰。况肾水常藉肺金为母，以补助其不足，故《内经》谆谆于资其化源也。古人于夏必独宿而淡味，兢兢业业于爱护也。保养金水二脏，正嫌火土之旺尔。《内经》曰：冬不藏精者，春必病温。十月属亥，十一月属子，正火气潜伏闭藏，以养其本然之真，而为来春发生升动之本。若于此时恣嗜欲以戕贼，至春升之际，下无根本，阳气轻浮，必有温热之病。夫夏月火土之旺，冬月火气之伏，此论一年之虚耳。若上弦[②]前下弦[③]后，月廓月空[④]亦为一月之虚。大风大雾，虹霓飞电，暴寒暴热，日月薄蚀，忧愁忿怒，惊恐悲哀，醉饱劳倦，谋虑勤动，又皆为一日之虚。若病患初退，疮痍正作，尤不止于一日之虚。今日多有春末夏初，患头痛脚软，食少体热，仲景谓春夏剧秋冬差[⑤]，而脉弦大者[⑥]，正世俗所谓注夏病[⑦]。若犯此四者之虚，似难免此。夫当壮年便有老态，仰事俯育[⑧]，一切隳[⑨]坏。兴言至此，深可惊惧。古人谓不见所欲，使心不乱。夫以温柔之盛于体，声音之盛于耳，颜色之盛于目，馨香[⑩]之盛于鼻，谁是铁汉，心不为之动也？善摄生者，于此五个月出居于外。苟值一月之虚，亦宜暂远帷幕，各自珍重，保全天和，期无负敬身之教，幸甚！

注释

① 四月属巳，五月属午：按古代纪月方法“干支纪月”，把十二地支与十二个月搭配，以冬至所在月为十一月配地支的子，按序排列。一月、寅，二月、卯，三月、辰，四月、巳，五月、午，六月、未，七月、申，八月、酉，九月、戌，十月、亥，十一月、子，十二月、丑。所以说“四月属巳，五月属午”。下文中的六月属未，十月属亥，十一月属子，即由此而来。

② 上弦：月亮盈亏现象之一。当农历每月初七八左右，月亮形状像弓弦，亮面朝西，叫上弦。

③ 下弦：农历每月二十三日前后谓之下弦。

④ 月廓月空：当为月廓空，亦即月晦之时。

⑤ 差（chài）：同“瘥”。病愈。

⑥ 脉弦大：原文作“其脉浮大”。

⑦ 注夏病：病证名。多由脾胃虚弱或气阴不足所致。每于夏令发病，故名。

⑧ 仰事俯育：仰事指对上侍奉父母，俯育指对下养育儿女。

⑨ 隳（huī）：毁坏。

⑩ 馨（xīn）香：指散布很远的香气。

译文

人居于自然天地之中，天犹如人之阳气，地犹如人之血，所以气常足而血常不足。为何这么说呢？天地为万物之源，天地分为阴阳，天在地之外属于阳，地在天之中属于阴，而天大于地，地以天之大气举之，故天盛于地。以日月而言，日属阳而月属阴，月受日之光而明，并且日实而无盈缺变化，月虚而随时有盈缺变化。人身的阴精，就犹如月亮的盈缺是难成而易亏的。人的一生中，男子十六岁以后，精满溢泻，女子十四岁以后，天癸至来月事。有了先天之后，也需要后天水谷之养，阴精充盛可与阳气相配，便有了繁殖后代的能力。古人必近三十岁而娶，二十岁而嫁，可以看出阴精难以形成，并且古人非常注重养生。《礼记》说道，只有五十岁以后仍然注重养生者才能保住阴精。《内经》说道：人至四十，阴精减少。又说道：男子六十四岁，女子四十九岁以后，人的阴精已减少，已无多余的阴精外泄。可见人的阴精充盛只有三十年。人的情欲无穷无尽，这很容易损失阴精，那做什么才能补充阴精呢？

经书说：阳属于天，阳主外，阴属于地，阴主内，所以阳气充足，阴气易虚。又说道：若阴气亏虚，则阳气也会受影响，若阳气过盛，则阴气会减少。阴阳的多少，不能太过偏激。肾主闭藏，肝主疏泄，二者皆藏相火，并且又受心的影响。心为君主，容易被外界事物所牵动，心火动则相火也动，相火动，那么阴精则容易走失，虽然二者不交会，但也会损失阴精。所以圣贤之人教诲人们收心养性，这是非常正确的。

天地以五行的交替衰旺而形成四季，人的五脏六腑也随之而衰旺。四月属巳，五月属午，是火大旺。火克肺金，火旺则金衰。六月属未，为土旺，土克水，土旺则水衰，肾水以肺金为母，肺金常资助肾水，所以源源不断，循环资助。古人在夏天就独自睡并且饮食清淡，小心爱护金水二脏。心脾二脏旺之时，应保护好肺肾二脏。《内经》说：冬天不藏精者，春天容易发温病。十月属亥，十一月属于子，正是火气潜伏闭藏之时，应保护这份阳气，这是来年春天阳气生发升动的根本。如果在这个时候放纵嗜欲，到春升之际，下没有根基，阳气轻浮，则容易发生温热病。夏天火土旺，冬天阳气蛰伏，这是一年之虚。农历初七初八之前，二十三之后，月亮盈亏是一月之虚。大风大雾，暴雨雷电，暴冷暴热，出现日食、月食，忧愁愤怒，惊恐悲哀，醉饱疲劳，劳累过度，又是一日之虚。如果病患初退、疮痍兴起时，这就不仅仅是一天之虚了，是病时之虚。现今多有春末夏初，患有头痛脚软、食欲差发热的，仲景认为这些情况会在春夏严重，而在秋冬好转，而脉弦（浮）大的，正如世俗所说的夏病。如果犯了一年之虚、一月之虚、一日之虚，及病患初退、疮痍兴起时的病时之虚，似乎就很难保持健康了。正当壮年，身体却像老年人，而上有老下有小需要养，一切都很糟糕。话说到这里，令人非常害怕。古人称不见所想，让心不乱。如果有温柔的女人接近身体，好听的声音进入耳朵，好看的颜色进入眼睛，好闻的气味进入鼻子，谁是铁汉，心会不为之触动的？善于养生的人，会在这五个月独居。如果碰上一月之虚，也应该暂时避免房事，各自保重，保全天和，希望不会辜负教诲，这就会很幸运！

按语

人居于自然之中，自然界之理与人一致，人亦阳常有余而阴常不足。朱氏认为在人的一生之中，阴精是由不足到充盛，在步入老年之后又由充盛到不足，可见阴精是难成易亏的。正由于这一生理过程，朱氏认为人身的阴精应当时时虑其不足而要十分珍惜、保护，不能任意耗伤，提醒人们要注意养生。肾主闭藏，肝主疏泄，二者皆藏相火，且又受心的影响。心为君主，容易被外界事物所牵动，心火动则相火也动，相火动，那么阴精则容易走失。所以圣贤之人教诲人们收心养性。

人的脏腑、气血之兴衰与天地五行相应，故要节制饮食、色欲。同时一年之虚、一月之虚、一日之虚，及病患初退、疮痍兴起时的病时之虚，更应节制饮食、色欲。

治病必求其本论

原 文

病之有本，犹草之有根也。去叶不去根，草犹在也。治病犹去草。病在脏而治腑，病在表而攻里，非惟戕[①]贼胃气，抑且资助病邪，医云乎哉！族叔祖年七十，禀[②]甚壮，形甚瘦，夏末患泄利[③]，至深秋百方不应。予视之日，病虽久而神不悴，小便涩少而不赤，两手脉俱涩而颇弦，自言鬲微闷，食亦减。因悟曰：此必多年沉积，僻[④]在胃肠。询其平生喜食何物？曰：我喜食鲤鱼，三年无一日缺。予曰：积痰在肺。肺为大肠之脏，宜大肠之本不固也。当与澄其源而流自清。以茱萸、陈皮、青葱、蘆苜根[⑤]、生姜，煎浓汤和以沙糖饮一碗许，自以指探喉中，至半时辰，吐痰半升许如胶，是夜减半。次早又饮又吐半升而利止。又与平胃散加白术、黄连，旬日而安。

东阳王仲延遇诸[⑥]途，来告曰：我每日食物必屈曲自鬲而下，且硬涩作微痛，它无所苦，此何病？脉之右甚涩而关尤沉，左却和。予曰：汙[⑦]血在胃脘之口，气因郁而为痰，此必食物所致，明以告我，彼亦不自觉。予又曰：汝去腊[⑧]食何物为多？曰：我每日必早饮点剁酒二三盏逼寒气。为制一方，用韭汁半银盏，冷饮细呷之，尽韭菜半斤而病安。已而果然。

又一邻人年三十余，性狡而躁，素患下疳疮，或作或止。夏初患自利，鬲上微闷，医与治中汤二帖，昏闷若死，片时而苏。予脉之两手皆涩，重取略弦似数。予曰：此下疳疮之深重者。与当归龙荟丸去麝，四帖而利减；又与小柴胡去半夏，加黄连、芍药、川芎、生姜，煎五六帖而安。

彼三人者，俱是涩脉，或弦或不弦，而治法迥别。不求其本，何以议药？

注 释

① 戕（qiāng）贼：伤害。

② 禀：指体质。

③ 泄利：指慢性腹泻。

④ 僻：邪僻。

⑤ 蘆苜：庚子本作“芦荟”。

⑥ 诸：犹“于”。

⑦ 汙：原作“汗”，今据文义改，汙，“污”的异体字。汙血，即瘀血。

⑧ 去腊：去年冬天。

译 文

疾病的根本，如同草有根一样。去除叶不去根，草依然还在啊。治病就像除草。病在脏而治理腑，病在表而攻里者，不仅伤害脾胃，而且资助病邪，这是医生所说的话！家族中的叔祖父年纪七十，体质很强壮，身体却很瘦，夏季末患腹泻，到深秋各种药方也没有用。我看的时候，病虽然久但精神不憔悴，小便赤涩少而不红，两个手的脉都涩弦，自觉胸膈满闷，食量也减少。于是明白了，说道：这一定是沉积很多年了，邪在肠胃。问他平时喜欢吃什么？回答道：我喜欢吃鲤鱼，三年没有一天缺少的。我说道：这是积痰在肺。肺是大肠的脏，这是大肠的根源不稳固。当洁净其源头时，水流自然就干净了。用茱萸、陈皮、青草、苜根、生姜，煎浓汤，并加上沙糖喝一碗左右，自己用手指刺激喉咙，到半个时辰，吐痰半升多，痰质像胶一样，这天晚上病情减少了一半。第二天早上又喝，又吐半升而腹泻停止。给平胃散加白术、黄连，过了十天，身体恢复健康了。

东阳王仲延在路上遇见我说：我每天吃东西总感觉胸膈满闷，而且感觉硬涩微痛，这是什么病？右边的脉很涩而且关脉尤其沉，左脉却很平和。我说：是有瘀血在胃脘处，气郁成痰，多半是因为食物所致，病症和脉象已明确告诉我，你自己却不知道。我又问：你去年冬天吃什么东西比较多？他回答道：我每天必喝几杯酒来逼寒气。为控制病情，用韭菜汁半银盏，凉饮慢慢喝，韭菜使用半斤后病就好了。后来果然这样。

另一个邻居三十多岁，性情狡猾而急躁，一直患有痔疮，容易反复发作。夏季初患腹泻，胸膈上有些闷，医生给了治中汤两帖，服药后昏闷不适，仿佛如死了一般，过了一会儿后苏醒了。我摸脉发现两只手都是涩脉，重取似乎弦而且数。我说：他这是患痔疮重的人。给他当归龙荟丸，去麝香，四帖后下利减少；又换成小柴胡，去半夏，加用黄连、芍药、川芎、生姜，服药五六帖病情好转了。

这三个人，都是涩脉，但有些人弦有些人不弦，治疗方法完全不同。治病不求其于本，怎么治疗呢？

按 语

文中三个病例皆是涩脉，但又有些不同，所以治法方药也是不同，这充分说明了治病要求本。文中族叔祖、王仲延皆是饮食所伤，邻居也有胸膈满闷不适，考虑皆与饮食不节制相关，这前后呼应，又再一次强调了节制饮食的重要性。

涩脉论

原文

人一呼脉行三寸，一吸脉行三寸，呼吸定息，脉行六寸。一昼一夜，一万三千五百息，脉行八百一十丈，此平人血气运行之定数也。医者欲知血气之病与不病，非切脉不足以得之。脉之状不一，载于《脉经》者二十有四：浮、沉、芤、滑、实、弦、紧、洪、微、缓、涩、迟、伏、濡、弱、数、细、动、虚、促、结、代、革、散。其状大率多兼见。人之为病有四：曰寒、曰热、曰实、曰虚。故学脉者，亦必以浮、沉、迟、数为之纲，以察病情，此不易之论也。然涩之见，固多虚寒，亦有痼热[①]为病者。医于指下见有不足之气象，便以为虚，或以为寒，孟浪[②]与药，无非热补，轻病为重，重病为死者多矣。何者？人之所籍以为生者，血与气也。或因忧郁，或因厚味，或因无汗，或因补剂，气腾血沸，清化为浊，老痰宿饮，胶固杂糅[③]，脉道阻涩，不能自行，亦见涩状。若重取至骨，来似有力且带数，以意参之，于证验之，形气但有热证，当作痼热可也。此论为初学者发，圆机[④]之士必以为赘。东阳吴子，年方五十，形肥味厚，且多忧怒，脉常沉涩，自春来得痰气[⑤]病。医认为虚寒，率与燥热香窜之剂，至四月间两足弱，气上冲，饮食减。召我治之，予曰：此热郁而脾虚，痿厥[⑥]之证作矣，形肥而脉沉，未是死证。但药邪太盛，当此火旺，实难求生。且与竹沥下白术膏尽二斤，气降食进，一月后大汗而死。书此以为诸贤覆辙[⑦]戒云！

注释

① 痼热：经久不愈之热。

② 孟浪：鲁莽、轻率；大而无当、不着边际。

③ 杂糅：混合错杂。

④ 圆机：圆通机变、见解超脱。

⑤ 痰气：精神病；中风。此处依据文义释为中风。

⑥ 痿厥：中医病证名，痿病兼见气血厥逆，以足痿弱不收为主症。

⑦ 覆辙：翻过车的老路，比喻失败的教训。

译　文

正常人每呼气一次脉气运行三寸，每吸气一次脉气运行三寸，一呼一吸称为一息，脉气共运行六寸。一天一夜共呼吸一万三千五百息，脉气运行了八百一十丈，这是健康之人气血运行的标准数目。医者想要知道气血正常或不正常，不切脉是不可能知道的。脉的形状不一样，记载于《脉经》中的有二十四种：浮、沉、芤、滑、实、弦、紧、洪、微、缓、涩、迟、伏、濡、弱、数、细、动、虚、促、结、代、革、散。脉的形状大多相兼出现。人生病有四类：寒、热、实、虚。所以学习脉诊的人，也必须把浮、沉、迟、数作为纲领，用来诊查病情，这是不变的道理。而出现涩脉的，确实多见于虚寒证，也会因为经久不愈之热证而出现。医生感受到手指下的脉象较弱，就认为是虚证，或者认为是寒证，轻率用药治疗，无非是温热补药，这样轻病多加重，重病大多都死了。为什么呢？人所依靠为生的东西是血与气。或是因为忧思抑郁，或是因为肥甘厚味，或是因为不出汗，或是因为服用补药，导致气血逆乱，清者变浊，形成陈旧痰饮，牢固地混合在一起，导致脉道阻滞，不能正常运行，就出现阻滞的症状。如果重按至骨头，脉来有力且快，用心思考验证，形气确有热证，可以当作经久不愈之热。这个理论是为初学者所做的，圆通机变、见解超脱的人肯定认为很多余。东阳吴家的儿子，今年五十岁，形体肥胖，嗜食肥甘厚味，并且多忧思恼怒，脉象常常沉涩，从春天开始就得了痰气之病。医生认为是虚寒证，轻率地用了温燥香窜之药，到四月两只脚没有力气，气向上冲，饮食减少。邀请我去诊治，我说：这是热郁而脾虚，是痿厥之证发作啊，病人形体肥胖而脉沉，不是死证。但是药性太强烈，化热火旺，预后实在是很难存活。暂且用竹沥配合白术膏共两斤服下，病人气降后可以吃东西，一个月后出大汗死了。写这个病案是让大家不要重蹈覆辙，引以为戒。

按　语

此章开篇叙述了脉象的规律，强调了脉诊的重要性。另外，主要阐述了涩脉可见于寒证，也可见于经久不愈之热证，不可见脉象虚弱便以为虚、以为寒，就滥用温补之药，这样只会加重病情。最后，记录了一个前医误治后导致病人死亡的医案以警示后人，以免重蹈覆辙。

养老论

原文

人生至六十、七十以后，精血俱耗，平居无事，已有热证。何者？头昏，目眵，肌痒，溺数，鼻涕，牙落，涎多，寐少，足弱，耳聩[①]，健忘，眩运[②]，肠燥，面垢，发脱，眼花，久坐兀睡[③]，未风先寒，食则易饥，咲[④]则有泪，但是老境，无不有此。或曰：《局方》乌附丹剂，多与老人为宜，岂非以其年老气弱不虚，理宜温补，今子皆以为热，乌附丹剂将不可施之老人耶？余晓之曰：奚止[⑤]乌附丹剂不可妄用，至于好酒腻肉，湿面油汁，烧炙煨炒，辛辣甜滑，皆在所忌。或曰：子何愚之甚耶？甘旨养老[⑥]，经训[⑦]具在。为子为妇，甘旨不及，孝道便亏。而吾子之言若是，其将有说以通之乎？愿闻其略。予愀然[⑧]应之曰：正所谓道并行而不悖[⑨]者，请详言之。古者井田之法[⑩]行，乡间之教[⑪]兴，人知礼让，比屋可封[⑫]。肉食不及幼壮，五十才方食肉。强壮恣饕[⑬]，比及五十，疾已蜂起[⑭]。气耗血竭，筋柔骨痿，肠胃壅阏[⑮]，涎沫充溢，而况人身之阴难成易亏。六七十后阴不足以配阳，孤阳几欲飞越，因天生胃气尚尔留连，又藉水谷之阴，故羁縻[⑯]而定耳！所陈前证，皆是血少。《内经》曰：肾恶燥。乌附丹剂，非燥而何？夫血少之人，若防风、半夏、苍术、香附，但是燥剂且不敢多，况乌附丹剂乎？或者又曰：一部《局方》，悉是温热养阳，吾子之言无乃谬妄乎？予曰：《局方》用燥剂，为劫湿病也。湿得燥则豁然而收。《局方》用暖剂，为劫虚病也。补肾不如补脾，脾得温则易化而食味进，下虽暂虚，亦可少回。《内经》治法，亦许用劫，正是此意。盖为质厚[⑰]而病浅者设。此亦儒者用权之意。若以为经常之法，岂不大误！彼老年之人，质虽厚，此时亦近乎薄，病虽浅，其本亦易以拨，而可以劫药[⑱]取速效乎？若夫形肥者血少，形瘦者气实，间或可用劫药者，设或[⑲]失手，何以取救？吾宁迟，计出万全，岂不美乎？乌附丹剂其不可轻饵也明矣。至于饮食，尤当谨节。夫老人内虚脾弱，阴亏性急。内虚胃热则易饥而思食，脾弱难化则食已而再饱，阴虚难降则气郁而成痰，至于视听言动，皆成废懒。百不如意，怒火易炽。虽有孝子顺孙，亦是动辄扼腕[⑳]。况未必孝顺乎！所以物性之热者，炭火制作者，气之香辣者，味之甘腻者，其不可食也明矣。虽然肠胃坚厚，福气深壮者，世俗观之，何妨奉养，纵口固快一时，积久必为灾害。由是观之，多不如少，少不如绝，爽口作疾，厚味措[㉑]毒，前哲格言，犹在人耳，可不慎欤！或曰：如子之言，殆[㉒]将绝而不与于汝安乎？予曰：君子爱人以德，小人爱人以姑息[㉓]。况施于所尊者哉！惟饮与食将以养生，不以致疾。若以所养转为所害，恐非君子之所谓孝与敬也。然则如之何则可？曰：好生恶死，好安恶病，人之常情。为子为孙，必先开之以义理，晓之以物性，旁譬曲喻[24]，陈说利害，意诚辞确，一切以敬慎行之，又次以身先之，必将有所感悟而无扞格[25]之逆矣。吾子所谓绝而不与，施于有病之时，尤是孝道。若无病之时，量酌可否，以时而进。某物不食，某物代之，又何伤于孝道乎？若夫平居闲话，素无开导诱掖[26]之言，及至饥肠已鸣，馋涎已动，饮食在前，馨香扑鼻，其可禁乎？经曰：以饮食忠养[27]之。"忠"之一字，恐与此意合，请勿易看过，予事老母，固有愧于古者，然母年逾七旬，素多痰饮，至此不作。节养[28]有道，自谓有术。只因大便燥结时，以新牛乳、猪脂和糜粥中进之，虽以暂时滑利，终是腻物积多。次年夏时，郁为粘痰，发为胁疮。连日作楚，寐兴陨获[29]。为之子者，置身无地[30]，因此苦思而得节养之说。时进参、术等补胃、补血之药，随天令加减，遂得大腑不燥[31]，面色莹洁，虽觉瘦弱，终是无病。老境得安，职此之由也。因成一方，用参、术为君，牛膝、芍药为臣，陈皮、茯苓为佐。春加川芎；夏加五味、黄芩、麦门冬；冬加当归身，倍生姜。一日或一帖或二帖，听其小水才觉短少，便进此药。小水之长如旧，即是郤病捷法[32]。后到东阳，因闻老何安人[33]性聪敏，七十以后稍觉不快，便却粥数日，单进人参汤数帖而止。后九十余无疾而卒。以其偶同，故笔之以求是正。

注 释

① 耳聩：耳聋。

② 眩运："运"通"晕"，即眩晕。

③ 兀睡：打瞌睡。

④ 咲："笑"的异体字。

⑤ 奚止：何止。

⑥ 甘旨养老：甘旨即肥甘美味的食物。在此特指供养父母的食品。

⑦ 经训：经籍义理的解说。

⑧ 愀然：神色严肃或不高兴。

⑨ 悖：违背。

⑩ 井田之法：殷周时代的一种土地制度，因这种土地划作"井"字形，故得名。

⑪ 乡闾之教：即乡学。相传周朝所办的地方学校。

⑫ 比屋可封：语出《新语・无为》："尧舜之民，可比屋可封"，意为唐尧虞舜之时，尽人皆贤，家家都有可受封爵的德行。

⑬ 饕（tāo）：贪食。

⑭ 蜂起：像蜜蜂群飞那样，纷纷而起，含有数量多、范围广的意思。

⑮ 阏（è）：阻塞。

⑯ 羈縻（jī mí）：束缚。羈，"羁"的异体字。

⑰ 质厚：体质敦厚（体质好、底子厚）。

⑱ 劫药：攻劫之药。中医称能够迅速减轻症状、控制病情发展的药物为"劫药"。

⑲ 设或：假如。

⑳ 动辄扼腕：意指情绪易于激动。

㉑ 措：通“错”，夹杂。

㉒ 殆：几乎；危。

㉓ 姑息：姑，且也；息，安也；意指无原则地迁就。

㉔ 旁譬曲喻：打比方间接领悟。

㉕ 扞格：相互抵触，格格不入。

㉖ 诱掖：引导扶持，孔颖达：“诱，谓在前导之；掖，谓在旁扶之。”

㉗ 忠养：诚敬奉养。

㉘ 节养：自奉俭省。

㉙ 陨获：处境困苦而丧失斗志。

㉚ 置身无地：形容无地自容。

㉛ 大腑不燥：依据文义此处释为大便通畅滑利、没有燥结。

㉜ 郤病撻法：郤，“却”的异体字。撻，当作“捷”。

㉝ 安人：封建王朝给妇女封赠的称号。宋政和中，定命妇等级，朝奉郎以上封安人。

译　文

人到六十、七十岁以后，精血都损耗了，平时没有问题，已经有虚热证。为什么呢？头脑模糊不清楚、眼分泌物多、肌肤痒、尿频、流鼻涕、牙齿脱落、口水多流、睡眠差、脚无力、耳聋、记忆力减退、眩晕、大便燥结、面色暗沉、掉头发、眼花、久坐容易打瞌睡，未受风先畏寒，进食后容易饿，笑的时候会流眼泪，只要是到了老年期，没有人不是这样的。有人说：《局方》乌附丹剂，大多适合给老年人吃，难道不是因为老年人年老气弱，理应温补，现今您却认为是热，乌附丹剂不可用于老年人吗？我告诉他们说：何止是乌附丹剂不可以随便用，甚至好酒、油腻的肉类、湿面、油汁、烧炙煨炒、辛辣甜滑，都是要忌食的。有人说：您是何等的愚蠢啊？用美味的甘肥的食品供养父母，是经籍义理所说的。作为儿子、儿媳，不用肥甘美味的食物供养父母，是没有尽孝道。而您这样说，道理怎么说得通呢？愿意听您简略讲解。我很悲伤地回答他：正所谓道都是并行而不相违背。请听我细说它。

从前井田之法实行，乡学兴盛，人们知道礼让，家家都有可受封爵的德行。肉食是不给青少年吃的，到五十岁才可以吃肉。壮年没有拘束地贪食，等到五十岁，疾病就像蜜蜂群飞那样，纷纷而起。耗气少血，筋骨痿软，肠胃壅滞阻塞，口水满了流出来，何况人的阴精难成而容易亏损。六七十岁以后阴精不足够与阳调和，虚阳几乎想要浮越，因为先天的脾胃中气仍然还有留存，又借助水谷生成之阴精，所以才能束缚住啊！前面所陈述的症候都是血少导致的。《内经》说：肾讨厌干燥。乌附丹剂，不是燥的又是什么？血虚的人，像防风、半夏、苍术、香附，只要是燥剂都不敢多用，更何况是乌附丹剂呢？有人又说：一部《局方》，全部都是温热养阳的，您说的话不是很荒谬吗？我说：《局方》用燥剂，是为了祛除湿病。湿病用燥剂就很快控制住了。《局方》用暖剂，是为了祛除阳虚病。补肾不如补脾，脾脏得到温养，食物容易消化而正常进食，下面虽然暂时虚弱，也可以补回来一些。《内经》的治法，也准许用攻劫的方法，正是这个意思。大概是为体质敦厚而病情轻浅的人设立的。这也是学者权宜使用的意思。如果作为常用的方法，岂不是大错特错！那些老年人，虽体质敦厚，这个时候也接近虚弱，病情尚浅，本来也容易祛除，就可以用攻劫药来迅速减轻症状、控制病情发展吗？如果身体肥壮而血少，身体瘦而气盛，有时或许可以使用攻劫药，但是如果失败了，拿什么来拯救？我宁愿稍微慢一点，用万全的计策，难道不好吗？乌附丹剂不能轻率使用的道理也很明白了。

至于饮食，尤其要谨慎节制。老年人体虚脾弱，阴精亏虚，性情急躁。体虚而胃热就容易饥饿想吃东西，脾弱难以消化则食后饱胀，阴精亏虚胃气难降则易气郁结而成痰，导致视力、听力、语言、动作都衰退了。各种不顺心，怒火容易炽盛。虽然有孝顺的子孙，也会使情绪容易激动。更何况还有不孝顺的！所以热性的食物，炭火烧制的食物，气味香辣的食物，肥甘厚腻的食物，老年人不可以吃是很明显的。虽然肠胃功能好、能够享受幸福生活的人，普通人看来，何必要妨碍侍候赡养，放纵地吃东西固然畅快一时，时间久了必然会变成病害。由此看来，吃多不如吃少，不宜吃的不如不吃，爽口美味的食物导致疾病，味道浓厚的食物有害，前代圣贤格言，依然记得清清楚楚，能不谨慎吗？有人说：如果像您所说的话，几乎都不给吃您就安心了吗？我说：品行高尚的人爱护人是以德行，见识短浅的人爱护人就是无原则地迁就。何况用于所尊敬的人呢！饮食是用来养生，不是用来导致疾病的。如果把养生转为有害，恐怕这不是品德高尚的人所说的孝敬。然而要怎样做才可以呢？我说：喜好生而厌恶死，喜好平安而厌恶疾病，这是人之常情。作为子孙，一定要先用义理之词开导他们，告诉他们食物的偏性，打比方让他们间接领悟，诉说利害关系，用意真诚，言辞恳切，一切要恭敬谨慎行事，接着又要以身作则，一定会有所感悟而没有抵触。所说的不宜吃的不给，用在有病的时候，就是孝道。如果没有生病的时候，斟酌可不可以使用，按时令而进。某种食物不吃，用另一种食物代替，又哪里会影响到孝道呢？如果平时闭口不说，素来没有开导引导的话，等到肚子饿得咕咕作响，口水已经流出来了，饮食摆在前面，芳香扑鼻，还能够不让吃吗？经书说：用饮食忠厚奉养父母。“忠”这一个字，恐怕与此意思相符合，请不要轻易看过，我侍奉老母亲，固然有愧于古代圣贤，然而母亲年过七十，向来痰饮较多，此后不发作。自奉俭省有途，自认为有办法。只因为大便燥结时，用新鲜牛奶、猪油和入稀粥中喝下去，虽然暂时觉得大便滑利易下，最终还是油腻之物积存体内过多。

第二年夏天的时候，结为黏痰，产生胁痛。母亲连续几天都很痛苦，睡不着、处境困苦而灰心丧志。作为其儿子，我无地自容，因此苦苦思索而得到自奉俭省的方法。有时用参、术等补胃、补血的药，随着天气变化而加减，后来大便通畅，面色光泽，虽然觉得形体瘦弱，但最终是健康无病。老年人得到安宁，都是因它们的缘故。于是形成了一个药方，用参、术为君药，牛膝、芍药为臣药，陈皮、茯苓为佐药。春季加川芎；夏季加五味、黄芩、麦门冬；冬季加当归身，生姜加倍。一天一剂或二剂，听到母亲小便短少，便用这服药，小便增多如同以前，这就是祛除疾病快捷的办法。后来到东阳，听说老何家的夫人天性聪明，七十岁以后只要稍微感到不舒服，就停止吃粥几天，只服用人参汤几剂就停服了。后来九十多岁无疾而终。因为她与我的情况相同，所以写下来以求正道。

按语

此章开篇就生动形象地描述了老年人阴精虚而致阳盛的具体表现，即“头昏，目眵，肌痒，溺数，鼻涕，牙落，涎多，寐少，足弱，耳聩，健忘，眩运，肠燥，面垢，发脱，眼花，久坐兀睡，未风先寒，食则易饥，笑则有泪”。强调了精血亏耗是人体衰老的主要原因，对于后世养生的研究有重要指导意义。另外，批判了“甘旨养老”的老旧养生观念及遵循《局方》滥用温燥的流行时弊，提出“补肾不如补脾”“至于饮食，尤当谨节。老人内虚脾弱，阴亏性急”“多不如少，少不如绝，爽口作疾，厚味措毒”“忠养”“节养有道”等养生新观念及方法，教育子孙后代应当如何奉养父母。最后，记录了作者奉养母亲时的失败经历，最后苦苦思索得出节养脾胃之说，倡导老年人应当清淡节制饮食、调和阴阳。

慈幼论

原文

人生十六岁以前，血气俱盛，如日方升，如月将圆。惟阴长不足，肠胃尚脆而窄，养之之道不可不谨。童子不衣裘帛，前哲格言，具在人耳。裳，下体之服。帛，温软甚于布也。盖下体主阴，得寒凉则阴易长，得温暖则阴暗消。是以下体不与帛绢夹厚温暖之服，恐妨阴气，实为确论。血气俱盛，食物易消，故食无时。然肠胃尚脆而窄，若稠黏干硬，酸咸甜辣，一切鱼肉、木果、湿面、烧炙、煨炒，但是发热难化之物，皆宜禁绝。只与干柿、熟菜、白粥，非惟无病，且不纵口，可以养德。此外生栗味咸，干柿性凉，可为养阴之助。然栗大补，柿大涩，俱为难化，亦宜少与。妇人无知，惟务姑息，畏其啼哭，无所不与。积成痼疾，虽悔何及！所以富贵骄养，有子多病，迨至成人，筋骨柔弱，有疾则不能忌口以自养，居丧则不能食素以尽礼，小节不谨，大义亦亏。可不慎欤！至于乳子之母，尤宜谨节。饮食下咽，乳汁便通。情欲动中，乳脉便应。病气到乳，汁必凝滞。儿得此乳，疾病立至。不吐则泻，不疮则热。或为口糜，或为惊搐，或为夜啼，或为腹痛。病之初来，其溺必甚少，便须询问，随证调治。母安亦安，可消患于未形也。夫饮食之择，犹是小可。乳母禀受[①]之厚薄，情性之缓急，骨相之坚脆，德行之善恶，儿能速肖，尤为关系。或曰：可以已矣！曰：未也。古之胎教，具在方册，愚不必赘。若夫胎孕致病，事起茫昧[②]，人多玩忽[③]，医所不知。儿之在胎，与母同体，得热则俱热，得寒则俱寒，病则俱病，安则俱安。母之饮食起居，尤当慎密。

东阳张进士次子二岁，满头有疮，一日疮忽自平，遂患痰喘[④]。予视之曰：此胎毒也。慎勿与解利药。众皆愕然[⑤]。予又曰：乃母孕时所喜何物？张曰：辛辣热物是其所喜。因口授一方，用人参、连翘、芎、连、生甘草、陈皮、芍药、木通，浓煎。沸汤入竹沥与之，数日而安。或曰：何以知之？曰：见其精神昏倦，病受得深，决无外感，非胎毒[⑥]而何？

予之次女，形瘦性急，体本有热，怀孕三月，适当夏暑口渴思水，时发小热，遂教以四物汤加黄芩、陈皮、生甘草、木通，因懒于煎煮。数帖而止。其后，此子二岁，疮痍遍身，忽一日其疮顿愈，数日遂成痎疟。予曰：此胎毒也。疮若再作，病必自安。已而果然。若于孕时确守前方，何病之有？

又陈氏女八岁时得痫病，遇阴雨则作，遇惊亦作，口出涎沫，声如羊鸣。予视之曰：如胎受惊也。其病深痼，调治半年，病亦可安。仍须淡味以佐药功。与烧丹元[⑦]，继以四物汤入黄连，随时令加减，半年而安。

注释

① 禀受：指受于自然的品性或资质，此处特指受于父母的品性或资质。

② 茫昧：模糊不清。

③ 玩忽：忽视，不认真对待。

④ 痰喘：中医病证名，指由气管积痰而引起的呼吸不畅、心跳、出汗等症状。

⑤ 愕然：突然一惊。

⑥ 胎毒：胎毒是指妊娠期胎儿被母体的邪毒侵袭而引起出生后一系列症状的病证。多与母体在怀孕时的不良饮食或情志不畅有关。出生后孩子主要表现为皮肤过敏反应，如疥疮、痘、疹、痈、疖等皮肤损伤。胎毒严重者，出生时多表现为面目红赤、哭闹不安、大便干燥等症状。

⑦ 烧丹元：《沈氏尊生书》方，治胎痫。由玄精石、轻粉、粉霜、硼砂等药物组成。

译文

人生十六岁以前，气血俱旺盛，如太阳刚升起，如同月亮将圆。只是阴精还不足，肠胃还虚弱不足，养育的方法不可以不谨慎。小孩不穿皮毛和丝织物制作的衣服，这些前代圣贤的话语都还在人的耳中。裳是下身的衣服。帛比布温暖柔软。因为下肢主阴，在寒凉的情况下，人体阴气容易增长；在温暖的情况下，人的阴气会慢慢消除。因此下身不穿帛绢厚重温暖的衣服，是担心妨碍阴气的增长，确实是至理名言。气血旺盛，食物容易消化，所以不时就要吃东西。然而这个时候孩子肠胃还没有发育成熟，像稠黏干硬，酸咸甜辣，一切鱼肉、木果、湿面、烧炙、煨炒，只要是发热难消化的东西，都应该禁止食用。只吃干柿子、熟菜、白粥，这样的话，不仅不会生病，而且不纵口欲，还可以培养德行。此外生栗子味咸，干柿子性凉，可以帮助养阴。但是栗子大补，柿子味涩，都难以消化，也应当少吃。母亲不知道，只是无原则迁就，害怕孩子啼哭，没有什么不给的。积成经久不愈的疾病，即使后悔也来不及！所以富贵人家娇生惯养，孩子多容易生病，等到成人，筋骨柔弱，生病了又不能忌口来养护自己，服丧也不能吃素以尽孝，小的事情不谨慎，大道理也不明白。能不谨慎吗！至于哺乳期的母亲，尤其应该谨慎节制。食物吃下去，乳汁就通了。情欲波动，乳脉便能感应。病气到乳，乳汁必然会凝滞。孩子喝了这个乳汁，疾病立刻就出现了。不是呕吐就是腹泻，不是生疮就是发热。或者是口舌糜烂，或者是受惊抽搐，或者是晚上啼哭，或者是腹中疼痛。疾病刚刚开始，其小便会较少，就需要询问，根据病症调治。母亲平安孩子也就平安，可以消除病患于无形。饮食的选择，还是寻常。母亲先天禀赋的多少，性情的缓慢与急躁，骨骼的坚硬与疏脆，道德行为的善恶，孩子能快速接收、效仿，更是有关联的。有人说：就这些了吗？我说：还不止。古代的胎教，全部都记载在方书上，我不必赘述。如果胎孕不当导致的疾病，起病时模糊不清，很多人容易忽视，医生也不知道。孩子在母胎里，与母亲融为一体，得到热则都热，得到寒就都寒，生病就都生病，平安就都平安。母亲的饮食起居，尤其要谨慎。

东阳人张进士的第二个儿子两岁时，满头都生疮，有一天疮忽然自动平复了，随后就患上了痰喘病。我看了说：这是胎毒啊。千万不要用解表通利之药。大家都很惊讶。我又问：母亲怀孕时喜欢吃什么东西？张进士说：辛辣热性的东西是她所喜欢的。我于是口头叙述了一个药方，用人参、连翘、川芎、黄连、生甘草、陈皮、芍药、木通，浓煎。汤沸后加入竹沥给他吃，几天后就好了。有人说：你是怎么知道的？我说：看到他的精神倦怠，病患较深，没有外感疾病，不是胎毒又是什么呢？

我的二女儿，形体瘦弱而性情急躁，身体里本来就有热，怀孕三个月，正是在夏季暑热之时，口渴难忍，不停地喝冷水，后来身体时不时发热，于是我就教她用四物汤加上黄芩、陈皮、生甘草、木通等，因为她懒于煎药，服了几剂就停止了。后来，孩子两岁时，遍身生疮，忽然有一天他的疮自动痊愈了，几天却成了疟疾。我说：这是胎毒啊！疮病如果再次诱发，疾病必然会自愈。后来果然是这样。如果在怀孕时坚持服用前面的药方，孩子哪会有什么病呢？

另外陈家的女儿八岁时得了癫痫病，遇到阴雨天就会发作，受到惊吓也会发作，发作时口吐涎沫，发出像羊叫的声音。我看了说：这像是在胎儿时受惊了。其病根深蒂固，需要调治半年，疾病才可治愈。还要清淡饮食来辅助药物的功效。给予烧丹元，随后用四物汤加黄连，随天气变化而加减，半年就痊愈了。

按 语

本章开篇就论述了小儿“血气俱盛，如日方升，如月将圆。惟阴长不足，肠胃尚脆而窄”的生理特点，对应小儿的生理特点作者给出了具体的喂养方法及孩子生活习惯的培养方法，即“童子不衣裘帛”“肠胃尚脆而窄，若稠粘干硬，酸咸甜辣，一切鱼肉、木果、湿面、烧炙、煨炒，但是发热难化之物，皆宜禁绝。只与干柿、熟菜、白粥，非惟无病，且不纵口，可以养德”。另外，指出哺乳期的注意事项，引出“胎教”这一概念，重点论述孕期养护的重要性，阐明了孩子的健康与孕育期间母亲的身体状况、饮食和情绪等有着密切的关系，并举了三个因孕育期间母亲不注重身体调护而导致孩子生病的医案来说明这一观点。

夏月伏阴在内论

原 文

天地以一元之气，化生万物。根于中者，曰神机①；根于外者，曰气血。万物同此一气，人灵于物，形与天地参而为三者，以其得气之正而通也。故气升亦升，气浮亦浮，气降亦降，气沉亦沉。人与天地同一橐籥②。子月一阳生，阳初动也；寅月三阳生，阳初出于地也。此气之升也。巳月六阳生，阳尽出于上矣。此气之浮也。人之腹属地气，于此时浮于肌表，散于皮毛，腹中虚矣。经曰：夏月经满，地气溢满，入经络受血，皮肤充实。长夏气在肌肉，所以表实。表实者，里必虚。世言夏月伏阴在内，此阴字有虚之义。若作阴冷看，其误甚矣。或曰：以手扪腹，明知其冷，非冷而何？前人治暑病，有玉龙丸、大顺散、桂苓丸、单煮良姜与缩脾饮用草果等，皆行温热之剂，何吾子不思之甚也？予曰：春夏养阳，王太仆谓春食凉，夏食寒，所以养阳也。其意可见矣！若夫凉台水馆，大扇风车，阴水寒泉，果冰雪凉之伤，自内及外，不用温热，病何由安？详玩其意，实非为内伏阴而用之也。前哲又谓升降浮沉则顺之，寒热温凉则逆之。若于夏月火令之时，妄投温热，宁③免实实虚虚之患乎？或曰：巳月纯阳，于理或通，五月一阴、六月二阴，非阴冷而何？予曰：此阴之初动于地下也。四阳浮于地上，燔灼焚燎④，流金铄石⑤，何阴冷之有？孙真人制生脉散，令人夏月服之，非虚而何？

注 释

① 神机：心神及元神，生命活动的主宰。

② 橐籥（tuó yuè）：亦作“橐爚”；古代冶炼时用以鼓风吹火的装置，犹今之风箱；喻指造化，大自然；喻指本源；生发，化育。在此译作本源。

③ 宁：岂。

④ 燔灼焚燎：指焚灼燃烧。

⑤ 流金铄石：流、铄喻指熔化，好像金石都要熔化，形容天气极热。

译 文

天地以元气化生万物。根于内的，叫作神机；根于外的，称为气血。世间万物，这一元气是相通的，人较之于物更有灵气，形体、天、地合而为三，都因为这中正之气而互通。故气升随之升，气浮随之浮，气降随之降，气沉随之沉。人和天地之气同一个本源，一起运动。子月时一阳生，阳气始动；寅月时三阳生，阳气开始出于地。这就是气之升。巳月时六阳生，阳气已经全部升发出来。这就是气之浮。人的腹部归属地气，故此时气也当浮于肌表，布散于皮毛，而致腹中空虚。经书说：夏月经气充盈，地气蓄溢潜入经络与血相合，此时皮肤充实。长夏之时气在肌肉，所以肌表充实。表实时，里必虚。世人都说夏月伏阴在内，这里的“阴”有虚的含义。如果将其视作阴冷，那么误解可就大了。有人说：以手扪腹，明明感到的是寒凉，不是冷又是什么？前人治暑病，有玉龙丸、大顺散、桂苓丸、单煮良姜与缩脾饮用草果等，皆投温热之剂，为何你不思考这是为什么？我说：春夏养阳，王太仆谓春食凉，夏食寒，这就是养阳，背后的意思已显而易见。如果凉台水馆、大扇风车、冷水寒泉、果冰雪凉带来的由内及外的损伤，不用温热之治法，那病怎么能痊愈呢？详细思考背后的用意，确实不是因为内有伏阴而用该法。前人又称升降浮沉则顺，寒热温凉则逆。如果在夏月火令之时，乱投温热，岂可避免使实者实、虚者虚的损害？有人说：巳月纯阳，于理应通，五月一阴、六月二阴，不是阴冷是什么？我说：这是阴之初动于地下。四阳浮于地上，天气极热，金石都好像要熔化了，阴冷在哪里？孙真人创制生脉散，让人夏月服用，不是虚是什么？

按 语

本篇论述了“夏月伏阴在内”的理论，将元气看作世间万物的本源，结合升降浮沉四气，梳理阳气的生长时节，从天地人的整体观念出发，由此及彼、由表及里，结合时令论述疾病的虚实寒热属性，透过属性看本质，论述前人用玉龙丸、大顺散、桂苓丸、单煮良姜与缩脾饮用草果等温热之剂治疗暑病，是因为里虚。篇末引孙真人创生脉散于夏月服用是全文的点睛之笔，以供后人研读思考。

痘疮陈氏方论

原文

读前人之书，当知其立言之意。苟读其书，而不知其意，求适于用，不可得也。豆疮之论，钱氏[①]为详，历举源流经络，明分表里虚实，开陈其施治之法，而又证以论辩之言，深得著书垂教之体。学者读而用之，如求方圆于规矩，较平直于准绳，引而伸之，触类而长之，可为无穷之应用也。今人不知致病之因，不求立方之意，仓卒之际，据证检方，漫尔一试，设有不应，并其书而废之，不思之甚也。近因《局方》之教久行，《素问》之学不讲，抱疾谈医者，类皆喜温而恶寒，喜补而恶解利。忽得陈氏方论，皆燥热补剂，其辞确，其文简，懽然[②]用之，翕然[③]信之，遂以为钱氏不及陈氏远矣。或曰：子以陈氏方为不足欤？曰：陈氏方诚一偏论，虽然亦可谓善求病情者，其意大率归重于太阴一经。盖以手太阴属肺，主皮毛也；足太阴属脾，主肌肉。肺金恶寒而易于感，脾胃土恶湿而无物不受，观其用丁香、官桂，所以治肺之寒也；用附、术、半夏，所以治脾之湿也。使其肺果有寒，脾果有湿而兼有虚也。量而与之，中病即止，何伤之有？今也不然，徒见其疮之出迟者，身热者，泄泻者，惊悸者，气急者，渴思饮者。不问寒热虚实，率[④]投木香散、异功散，间有偶中，随手获效。设或误投，祸不旋踵[⑤]。何者？古人用药制方，有向导，有监制，有反佐，有因用。若钱氏方固未尝废细辛、丁香、白术、参、芪等，率[⑥]有监制辅佐之药，不专务于温补耳！然其用凉寒者多，而于辅助一法，略开端绪，未曾深及。痴人之前，不可说梦，钱氏之虑至矣，亦将以候达[⑦]者扩充推广而用。虽然渴者用温药，痒塌[⑧]者用补药，自陈氏发之，迥出[⑨]前辈。然其多用桂、附、丁香等燥热，恐未为适中也。何者？桂、附、丁香辈，当有寒而虚，固是的当，虚而未必寒者。其为害当何如耶？陈氏立方之时，必有挟寒而豆疮者，其用燥热补之固其宜也。今未挟寒而用一偏之方，宁[⑩]不过于热乎？予尝会诸家之粹，求其意而用之，实未敢据其成方也。试举一二以证之。

从子[⑪]六七岁时患痘疮，发热，微渴，自利。一小方脉[⑫]视之，用木香散，每帖又增丁香十粒。予切疑焉。观其出迟，固因自利而气弱。察其所下，皆臭滞陈积，因肠胃热蒸而下也。恐非有寒而虚，遂[⑬]急止之，已投一帖矣。继以黄连解毒汤加白术，与十帖[⑭]以解丁香之热，利止疮亦出。其后肌常有微热，而手足生痈疖，与凉剂调补逾月[⑮]而安。

又一男子，年十六七岁，发热而昏，目无视，耳无闻，两手脉皆豁大而略数，知其为劳伤矣。时里中多发痘者，虽不知人，与药则饮，与粥则食。遂教参、芪、当归、白术、陈皮大料浓煎与之，饮至三十余帖痘始出，又二十余帖，则成脓泡，身无全肤。或曰：病势可畏，何不用陈氏全方治之？余[16]曰：此但虚耳，无寒也。只守前方，又数十余帖而安。后询其病因，谓先四五日恐有出痘之病，遂极力樵采[17]，连日出汗甚多，若用陈氏全方，宁无后悔？

至正甲申[18]春，阳气早动，正月间，邑[19]间痘疮不越一家，卒投陈氏方，童幼死者百余人。虽由天数，吾恐人事亦或未之尽也。

注释

① 钱氏：指钱乙。
② 懽然：欢然；懽系“欢”的异体字。
③ 翕然：整齐的样子。
④ 率：轻率、贸然。
⑤ 踵：脚后跟。
⑥ 率：一般。
⑦ 候达：贤明通达的人。
⑧ 痒塌：指疮陷而痒的症候。
⑨ 迥出：远远高出。
⑩ 宁：岂。
⑪ 从子：侄儿。
⑫ 小方脉：古代医生分科中的一种，代指儿科医生。
⑬ 遂：于是。
⑭ 帖：剂，中药计量单位，相当于现在的“副”。
⑮ 逾月：超过一个月。
⑯ 余：文言文代词“我”。
⑰ 樵采：打柴。
⑱ 至正甲申：元朝惠宗至正四年（公元 1344 年）。
⑲ 邑：古代行政区划，县。

译文

读前人的书，应当知道他们立言的用意。如果读其书，而不知道其意思，想要加以运用，这样是不行的。关于豆疮的见解和论述，钱乙最为详细，他一一列举了疾病的源流经络，明确区分表里虚实，阐明了施治之法，而后又论证了他的观点言论，深得著书垂教的体系。学者研读而运用它，如同用规矩定方圆，用准绳校平直，引用且延伸，触类而旁通，那么可将它的用处发挥到没有穷尽。现在的人不知道致病之因，不探索立方的用意，慌忙之时，根据病症去找处方随手一试，如果不奏效，就连着书一起否定丢弃，没有经过深入思考啊。近来因为《局方》的论著久为盛行，不讲《素问》的理论，怀揣疾病就医的人，他们都喜温而不喜寒，喜补而恶清解疏利。突然听闻陈氏方论，都是些燥热补剂，他的言辞确切，文笔著作简洁，就高兴地模仿运用，一致深信不疑，于是以为钱氏不及陈氏高明。有人说：你认为陈氏的方有不足吗？答：陈氏方是一偏执之论，虽然也可以说是善于探求病情，但其意大体都归重于太阴一经。认为手太阴属肺，主皮肤毛发；足太阴属脾，主肌肉。肺金恶寒而易于引触外感，脾胃土恶湿而万物皆受盛运化，观察其用丁香、官桂来治肺之寒；用附、术、半夏来治脾之湿。如果肺果真有寒，脾果真有湿而兼有虚，视病情运用，中病即止，哪有什么损害？今时却不是这样，只要见到其疮出缓慢，身热、泄泻、惊悸、气急、渴欲饮水者，不问寒热虚实，就贸然予木香散、异功散，或许偶尔会有对症，这样一用就有效。如果有错用，将会带来无穷无尽的祸端。为什么？古人用药制方，有向导，有监制，有反佐，有针对病因用。比如钱氏方固然未曾废除细辛、丁香、白术、参、芪等，但有监制辅佐之药，那么就不单单只有温补这一功效了！虽然他用凉寒者较多，但是关于辅助这一用法，只是初见端倪，未曾详细论述探讨。痴人说梦，不能领会，钱氏的思虑精细深远，也将等待贤明通达的医家去扩充推广运用。虽然渴者用温药、疮陷而痒者用补药，从陈氏开始用，高出前辈。然而他多用桂、附、丁香等燥热之物，恐怕不是那么适合。为什么呢？桂、附、丁香一类，对有寒而虚者，的确是适用的，对虚而未必有寒者，其危害如何呢？陈氏立方的时候，必定有痘疮挟寒者，他用燥热补之当然是合适的。今有未挟寒的而一概用温补之剂，岂不是过于热了吗？我曾收集众多医家的精华，探寻他们的意旨而运用，实在不敢拘泥于其成方。下面，试列举一两个病例以佐证。

侄儿六七岁时患痘疮，发热，微渴，自利。一小儿科医生诊视他后，用木香散，每副又加丁香十粒。我看到后心存怀疑。看到小儿痘疮迟迟未出，固然有因下利而气弱的缘由。观察其排泄物，都是臭秽久积之物，是因为肠胃热蒸而下。恐怕不是有寒而虚，故立即停止此方，此时药已服一帖了。继之以黄连解毒汤加白术，给予十帖以解丁香之热，下利停止，疮也透出。其后肌表常有低热，而手足生痈疖，给予凉药调补月余而愈。

又有一男子，年纪大约十六七岁，发热而昏迷，目不能视，耳不能听，两手脉皆宽大而略数，判断其是因劳伤所致。当时附近多有发痘疮的人，虽然其不清醒，但给药则饮，给粥则食。于是将参、芪、当归、白术、陈皮大剂浓煎给其服下，饮至三十余帖痘始透出，又用二十余帖，则形成脓疱，遍布身体无完肤。有人说：病势如此让人害怕，为何不用陈氏原方来治？我说：这只有虚，没有寒。只需谨守前方，又予数十余帖而愈。后询问其病因，说是发病前四五日害怕有出痘之病，遂极力打柴劳动，连日来出汗较多，若用陈氏原方，那现在岂不后悔？

元朝惠宗至正四年春，阳气早动，正月间，坊间患痘疮者不止一家，贸然予陈氏方论治，年幼者死亡人数过百。虽说与年成、天道有关，我认为恐怕人事也未尽到吧。

按 语

本篇名为“豆疮陈氏方论”，顾名思义，即围绕着豆疮的施治展开论述。钱氏即钱乙，著有《小儿药证直诀》，陈氏即陈文中，著有《小儿痘疹方论》《小儿病源方论》，对于小儿痘疹，倡导“元气虚损”。开篇点明读前人之书，当知其然也知其所以然，并付诸实践，体现了古人踏实、务实的治学精神。书中提到关于豆疮的见解和论述，钱氏最为详细，他一一列举了疾病的源流经络、表里虚实及施治之法，是后世研读学习的典范。也指出相比于前人，现在的医者在遣方用药上不求甚解，匆匆忙忙，据症检方，若疗效不显就连同书一块否定。作者针砭时弊，指出因为《局方》思想盛行，当时之人用药皆喜温而不喜寒，喜补而恶清解疏利。加上陈氏之言确、文简，符合当时之人的观点，就获得了众星拱月般的追随簇拥。而作者认为陈氏太看重太阴一经，不详加明辨，过用温补，贻害无穷。而此时反观钱乙之方，虽也用温补，但加了佐使等药，这样一来，全方就不单单只有温补一效了。作者也看到，相比陈氏，钱氏之妙，医理之深，不止温补一家，还有寒凉，只是留下的记载论述较少而已。实践出真知，作者以豆疮为中心列举了几例案例，一是医者不详辨寒热虚实，见豆疮出迟，就妄投木香散治疗胃肠蒸热自利者，幸得作者明辨寒热，改投黄连解毒汤加白术，予数十剂而愈。二是别出心裁，拒用陈氏全方而用参、芪、当归、白术、陈皮大料浓煎治疗十六七岁豆疮、脓疱男子。三是元朝惠宗至正四年春用陈氏方论治豆疮死伤过百的案例，正反论证了开篇观点：读前人之书，当知其立言之意。

痛风论

原文

气行脉外，血行脉内，昼行阳二十五度，夜行阴二十五度，此平人[①]之造化也。得寒则行迟而不及，得热则行速而太过。内伤于七情，外伤于六气，则血气之运或迟或速而病作矣。彼痛风者，大率因血受热已自沸腾，其后或涉冷水，或立湿地，或扇取凉，或卧当风。寒凉外抟[②]，热血得寒，汙[③]浊凝涩，所以作痛。夜则痛甚，行于阴也。治法以辛热之剂，流散寒湿，开发腠理。其血得行，与气相和，其病自安。然亦有数种治法稍异，谨书一二，以证予言。

东阳傅文，年逾六十，性急作劳，患两腿痛甚，动则甚痛。予视之曰：此兼虚证，当补血温血，病当自安。遂与四物汤加桃仁、陈皮、牛膝、生甘草，煎入生姜，研潜行散，热饮三四十帖而安。

又朱宅阃内[④]，年近三十，食味甚厚，性躁急，患痛风，挛缩数月，医祷不应。予视之曰：此挟痰与气证，当和血疏气导痰，病自安。遂以潜行散入生甘草、牛膝、炒枳壳、通草、陈皮、桃仁、姜汁，煎服半年而安。

又邻鲍六，年二十余，因患血痢，用涩药取效，后患痛风，叫号撼邻。予视之曰：此恶血入经络证。血受湿热，久必凝浊，所下未尽，留滞隧道[⑤]，所以作痛。经久不治，恐成偏枯[⑥]。遂与四物汤加桃仁、红花、牛膝、黄芩、陈皮、生甘草，煎入生姜，研潜行散，入少酒饮之数十帖。又与刺委中，出黑血近三合[⑦]而安。

或曰：比见邻人用草药研酒饮之不过数帖，亦有安者，如子之言，类皆经久取效，无乃太迂[⑧]缓乎？予曰：此劫病草药，石上采石丝为之君，过山龙等佐之，皆性热而燥者，不能养阴却能燥湿。病之浅者，湿痰得燥则开，热血得热则行，亦可取效。彼病深而血少者，愈劫愈虚，愈劫愈深，若朱之病是也。子以我为迂缓乎?!

注释

① 平人：正常无病的人，即气血调和、健康无病的人。

② 抟：同“团”，结聚。

③ 汙：同“污”。

④ 阃内：指妻室。

⑤ 隧道：指经脉。

⑥ 偏枯：指半身不遂的病。

⑦ 一合：量词，中国古代计量单位，折合现代法定剂量约为 100mL。

⑧ 迂缓：迟滞、缓慢。

译 文

气运行于脉外，血运行于脉内，白昼行于阳二十五度，夜间行于阴二十五度，这是正常人的一般生理状态。遇寒则运行迟缓而不足，遇热则运行迅速而超过。内为七情所伤，外为六淫邪气所伤，引起气血运行或迟或快，疾病就由此而生。痛风的患者，大多因本身血热而翻涌，其后或是接触冷水，或是久居湿地，或是摇扇降温，或是卧处当风，寒凉由外入里，与本身的血热交织，污浊邪气凝滞痹阻，故见机体疼痛。夜间行于阴，故疼痛更甚。治法上当用辛热之剂，疏散寒湿，宣发腠理，血得以正常运行，气血相合，疾病也就自行痊愈。然而也有好几种治法稍有不同，在此记录一二，以证明我说的言论。

东阳的傅文，年纪已过六十，平素性情急躁加上过度劳作，患上了两腿剧烈疼痛的病，活动时疼痛加重。我诊视之后说：你的病兼有虚症，温血补血，病就能消退。于是给他开四物汤加桃仁、陈皮、牛膝、生甘草，煎药加入生姜，调服潜行散，温服三四十帖则病愈。

另有一朱姓人的妻子，年纪近三十，喜食肥甘厚味，性情急躁，患上了痛风，活动不利已好几个月，多方求治均不见效。我诊视之后说：这是兼夹痰和气之证，治疗上应和血疏气导痰，病情自然向愈。于是以潜行散加入生甘草、牛膝、炒枳壳、通草、陈皮、桃仁、姜汁，煎服半年疾病消退。

还有邻居鲍六，年纪二十多，因为患有血痢，用收涩之药有效，后来患上痛风，哭喊声影响到左邻右舍。我看后说道：这是恶血入经络之证。血中有湿热，日久必凝滞成污浊，血痢收涩过早，病邪未尽去，停留在经脉之中，所以发作为疼痛。日久不治疗，恐怕会发展成偏瘫（半身不遂）。于是给他开四物汤加桃仁、红花、牛膝、黄芩、陈皮、生甘草，煎入生姜，调服潜行散，加入少许酒，饮用数十帖。又刺委中，出黑血接近三合，疾病消退。

有人说：我见到周围的人用草药调酒服用不过数帖，也有消退的，倘若如你所言，都要治疗很久才见效，那岂不是太过缓慢了吗？我说：这些是攻劫治病的草药，石上采石丝为君药，佐入过山龙等，都是些性热而燥的药，不能养阴但能燥湿。病情浅者，湿痰遇燥则化开，热血得热则运行，也可取效。那些病深而血少的人，越攻劫越虚弱，越攻劫越加重，像朱姓家人的病就是这样。你认为我治病疗效缓慢吗？

按 语

本篇论述痛风发病的原因是寒凉由外入里，与本身的血热交织，污浊邪气凝滞痹阻，故见机体疼痛，气血夜间行于阴，受阻加剧，故疼痛更甚。提出用辛热之剂，疏散寒湿，宣发腠理，使气血得以正常运行，疾病向愈。为了更好地阐述，作者列举了用四物汤加桃仁、陈皮、牛膝、生甘草，煎入生姜，加潜行散治疗两腿疼痛；潜行散加入生甘草、牛膝、炒枳壳、通草、陈皮、桃仁、姜汁治疗痰气互结之痛风；四物汤加桃仁、红花、牛膝、黄芩、陈皮、生甘草，煎入生姜，调服潜行散，加入少许酒攻逐瘀血治疗瘀血阻滞之痛风的三例病症。

最后一段指出不可只用攻劫药治标，须治病求本、辨证论治！

痎疟论

原　文

《内经》谓夏伤于暑，秋伤于风，必有痎疟。痎疟，老疟也。以其隔两日一作，缠绵不休，故有是名。前贤具有治法，然皆峻剂。有非禀受[①]性弱，与居养所移者所宜用也。惟许学士方有用参、芪等补剂，而又不曾深论，后学难于推测。因见近年以来，五十岁以下之人，多是怯弱者，况嗜欲纵恣[②]，十倍于前。以弱质而得深病，最难为药。始悟常山、乌梅、砒丹等为劫痰之剂，若误用之，轻病为重，重病必死。何者？夫三日一作，阴受病也。作于子、午、卯、酉日，少阴疟也；作于寅、申、巳、亥日，厥阴疟也；作于辰、戌、丑、未日，太阴疟也。疟得于暑，当以汗解。或凉台水阁，阴木冷地，他人挥扇，泉水澡浴，汗不得泄，郁而成痰。其初感也，胃气尚强，全不自觉。至于再感，懵然[③]无知，又复恣意饮食，过分劳动，竭力房事，胃气大伤，其病乃作。深根固蒂，宜其难愈。病者欲速愈，甘辛峻剂，医者欲急利，遽[④]便将投。殊不知感风、感暑，皆外邪也，当以汗解。所感既深，决非一二升汗可除。亦有胃气少回，已自得汗，不守禁忌，又复触冒[⑤]，旧邪未去，新邪又感，展转沉滞，其病愈深。况来求治者，率[⑥]皆轻试速效。劫病之药，胃气重伤，吾知其难免于祸矣。由是甘为迟钝，范我驰驱[⑦]，必先以参、术、陈皮、芍药等补剂，辅以本经之药，惟其取汗。若得汗而体虚，又须重用补剂以助之，俟[⑧]汗出通身，下过委中，方是佳兆。仍教以淡饮食，省出外，避风就温，远去帷薄，谨密调养，无有不安。若感病极深，虽有大汗，所感之邪，必自脏传出至腑，其发也必乱而失期，亦岂是佳兆？故治此病，春夏为易，秋冬为难，非有他也，以汗之难易为优劣也。或曰：古方用砒丹、乌梅、常山得效者不为少，子以为不可用乎？予曰：腑受病者浅，一日一作。间一日一作者，是胃气尚强，犹可与也。彼三日一作者，病已在脏矣，在脏者难治。以其外感犹可治也，而可用劫药以求速效乎？

前岁宪佥詹公，禀甚壮、形甚强，色甚苍，年近六十，二月得疟，召我视之。知其饫[⑨]于醲[⑩]肥者，告之曰：须远色食淡，调理浃月[⑪]，得大汗乃安。公不悦。一人从旁曰：此易耳，数日可安。与劫药三五帖病退，旬日后又作，又与又退，绵延至冬，病犹未除，又来求治。予知其久得药，痰亦少，惟胃气未完，又天寒汗未透。遂以白术粥和丸与二斤，令其遇饥时且未食，取一二百丸以热汤下，只与白粥调养，尽此药，当大汗而安。已而果然。如此者甚多，但药略有加减，不必尽述。

注释

① 禀受：受于自然的体性或气质。
② 纵恣：肆意放纵，雄健奔放。
③ 懵（měng）然：昏昧，无知的样子。
④ 遽：骤然；突然。
⑤ 触冒：感受外邪。
⑥ 率：通常。
⑦ 范我驰驱：指步子放慢一点。
⑧ 俟：等待；等候。
⑨ 饫（yù）：饱食。
⑩ 醲：通“浓”。
⑪ 浃月：满一个月。

译文

《内经》里说夏季伤于暑邪，至秋与风合邪，则发为疟疾。痎疟经年不愈，故称为老疟。因其隔两日一发，缠绵日久，所以有这个名称。前代贤能之士备有治疗疟疾之法，但大多是使用性质猛烈的药剂，对不是体弱之人和起居饮食能够改变者，是适宜用的。只有许叔微学士在治疗中使用人参、黄芪等补益之品，但未详述其学术思想，导致后面的医家难以领悟。因为看到这些年来，五十岁以下的人多是身体孱弱者，而且欲望无度、肆意放纵者是以往的十倍多。这种体弱而得重病之人，最难用药。方才领悟到常山、乌梅、砒霜等祛痰截疟药，如果错误运用，则轻病加重，重病致死，这是为什么呢？因为三天一发的疟疾，是阴经受病。发作于子、午、卯、酉日的名为少阴疟；发作于寅、申、巳、亥时日的名为厥阴疟；发作于辰、戌、丑、未日的名为太阴疟。疟疾由暑而得，应当通过发汗来治疗。或因为贪凉居于水阁、阴凉之地，挥扇吹风、冷水沐浴等，导致汗出不畅而郁结成痰。初感病邪时，这个时候人体胃气尚强，并没有什么不舒服的感觉。再次感邪后，自己不知道，又加上饮食不加控制，过度劳动、房事太多，导致胃气大伤，诱发疟疾发作。这个时候疾病已经根深蒂固，难以治愈了。病人希望能很快痊愈，就服用性味甘辛的截疟峻剂，而医生急于追求眼前的利益，也给患者使用这类药。殊不知感受风暑等外邪，应治以发汗透解。但如果病邪深入，不是普通发汗就能去除的。也有胃气稍恢复，汗出向愈，可是病人不守服药禁忌，又感新邪，而旧邪未去，辗转难愈，疾病就又深入了。况且来治病的人大多是服用过速效的截疟药，胃气已被重伤，我知道患者难以避免地病情加重了。此时患者也知不能速愈，于是我便按照规矩法度来治疗，先用人参、白术、陈皮、芍药等补药，辅之以治疗受病经脉的药。让其出汗，如果汗出以后身体虚弱，则还需要重用补药来帮助，等全身都出了汗，向下到达委中穴后，才是疾病向愈的征象。但是仍然要教导患者清淡饮食，少出门，避寒保暖，远离房事，经过这样小心周密的调养后，没有不痊愈的。如果感受病邪极深，虽然已经出了大汗，病邪从脏传出到腑，其发作时间必杂乱无序，这种情况就不是吉兆了。所以治疗疟疾，春夏易治，秋冬难治。没有其他原因，只是因为春夏易得汗，秋冬不易出汗。有人说：古代治疗疟疾用砒霜、常山、乌梅取得疗效的也不少，我为什么不能用呢？我答道：腑受病的疟疾，病邪浅，一天发作一次或隔天发作一次，是胃气还强，可以用这类截疟药的。三天发作一次的疟疾是邪在脏，在脏的病情重就难治，就不能再用这类药了。外感之邪还可以治疗，岂可以用攻劫药快速取效？

前年有个御史詹公，看起来禀赋强壮，形体肥胖，面色苍老，快六十岁了，二月的时候得了疟疾。让我去给他看病，我知道他平素喜欢饱食肥甘厚味，于是告诉他说，要不近女色，清淡饮食，调理一个月，出大汗后就会好了。詹公听后不高兴了，有人在旁边告诉他说，这个病很容易治，几天就能痊愈，于是吃了三五剂截疟峻药病情减退，十来天又发作，又吃又退，一直延续治疗到冬天，病情未愈。于是又求治于我。我知道他长期吃药，已经把痰治得差不多了，但是胃气没有恢复，加上天气寒凉，汗未出透。于是给他吃了二斤白术粥配制的丸药，让他饿的时候先别吃饭，然后用热汤配吃一百多丸白术丸，只吃米粥调养，吃完这些药应当大汗出，疾病就会痊愈，后来果然是这样。像这样的病例还很多，只是用药有些加减，但最后都好了，就不一一赘述了。

按 语

朱丹溪治疗疟疾多从“虚”论治，他认为欲望无度、肆意放纵是导致体虚的原因，这个时候就不宜先用性味峻烈的截疟药，而要以补为主。他强调胃气的重要性，临证用药时注意顾护胃气，平时应节制欲望、清淡饮食，如果胃气已伤，则用黄芪、白术等先补胃气，再进行其他治疗。同时，朱丹溪对“汗”有自己的见解。一方面把出汗作为治疗之法，如“疟得以暑，当以汗解”；另一方面作为疾病痊愈的征兆，如“俟汗出通身，下过委中，方是佳兆”。体现了朱丹溪对汗法的灵活运用，提示我们临床上要善于思考。

病邪虽实胃气伤者勿使攻击论

原文

凡言治国者，多借医为喻。仁哉斯言也！真气，民也。病邪，贼盗也。或有盗贼，势须剪除而后已。良相良将，必先审度兵食之虚实，与时势之可否，然后动。动涉轻妄，则吾民先困于盗，次困于兵，民困[①]而国弱矣。行险侥幸，小人所为。万象森罗[②]，果报昭显。其可不究心乎？请举一二以为凡例。

永康[③]吕亲，形瘦色黑，平生喜酒，多饮不困，年近半百，且有别馆[④]。忽一日，大恶寒发战，且自言渴，却不饮。予[⑤]诊其脉大而弱，惟右关稍实略数，重取则涩。遂作酒热内郁，不得外泄，由表热而不虚也。黄芪一物，以干葛汤煎与之，尽黄芪二两，干葛一两，大得汗，次早安矣。

又叶先生患滞下[⑥]，后甚逼迫，正合承气证。予曰：气口虚，形虽实而面黄稍白，此必平昔食过饱而胃受伤。宁忍一二日辛苦，遂与参、术、陈皮、芍药等补药十余帖。至三日后，胃气稍完，与承气两帖而安。苟不先补完胃气之伤，而遽[⑦]行承气，吾恐病安之后，宁免瘦惫乎！

又一婢，色紫稍肥，性沉多忧，年近四十，经不行三月矣。小腹当中有一气块，初起如栗，渐如炊饼。予脉之，两手皆涩，重取却有。试令按其块痛甚，扪之高半寸，遂与千金消石丸。至四五次，彼忽自言乳头黑且有汁，恐有娠。予曰：非也，涩脉无孕之理。又与三五帖，脉之稍觉虚豁。予悟曰：药太峻矣，令止前药。与四物汤倍加白术，佐以陈皮。至三十帖，候脉完再与消石丸。至四五次，忽自言块消一晕[⑧]，便令莫服。又半月，经行痛甚，下黑血半升，内有如椒核数十粒，乃块消一半，又来索药，以消余块。余晓之曰：勿性急。块已开矣，不可又攻。若次月经行当尽消矣。次月经行下少黑血块，又消一晕，又来问药。余曰：但守禁忌，至次月必消尽。已而果然。大凡攻击之药，有病则病受之。病邪轻而药力重，则胃气受伤。夫胃气者，清纯冲和之气也。惟与谷、肉、菜、果相宜。盖药石皆是偏胜之气，虽参、芪为性亦偏，况攻击之药乎？此妇胃气自弱，好血亦少，若块尽而却药，胃气之存者几希[⑨]矣。议论此至，医云乎哉？

注释

① 困：原本作“因”，今从《医统》本改。

② 万象森罗：指天地间纷纷罗列的各种各样的景象。

③ 永康：原误作“未康”，今从《医统》本改。
④ 别馆：指小妾。
⑤ 予：我。
⑥ 滞下：痢疾病。
⑦ 遽：匆忙；立即。
⑧ 一晕：一圈。
⑨ 几希：很少。

译　文

说起治国之道，大多借用医道来做比喻。这个比喻真是十分恰当！人体的真气就好像百姓，病邪就好像盗贼，势必要将盗贼铲除国家才会安定。懂得如何治国兴邦的宰相和能征善战的将领会先审查国力的强弱，审时度势再决定是否可以采取行动。如果贸然行动，则老百姓不仅会先遭到盗贼的困扰，还要承担供养军队的负担，老百姓困苦导致国力日渐衰弱。心存侥幸而冒险行动是小人的行为。世间的万事万物，都会彰显因果关联，怎么能不用心细究呢？请允许我举几个例子以作说明。

家住永康的吕姓亲戚，形体瘦弱面色发黑，平素喜爱饮酒，喝多少都不醉，年龄快到五十岁了，还在外面养着小妾。忽然有一天，浑身打战恶寒，口渴却不喝水。我给他诊脉，脉大而弱，只有右侧关脉稍微实而略数，沉取则涩。于是认为是酒热郁于内而不能外泄，出现表热而体不虚。用黄芪二两，干葛一两煎汤服用后，大汗出，第二天早上好了。

又有叶先生患痢疾，感里急后重，符合承气汤证。我说：气口脉虚，形体虽然充实但面色黄而微白，这必定是平时饮食过饱损伤了胃气。宁愿让他忍一两天病痛，先用人参、白术、陈皮、芍药等补药先服十几剂，待三天以后胃气稍恢复后，再服两剂承气汤就会好了。如果不先补损伤的胃气，而马上用承气汤，我担心等痢疾好了以后，他难免瘦弱疲惫。

又有一个婢女，面呈紫色、形体微胖，性格沉闷而多忧虑，快四十岁了，月经三月未行。小腹内可触及一包块，开始的时候像栗子那么大，渐渐地长大如炊饼。为她诊脉，两只手均为沉涩脉，沉按有力。让她自己按压包块疼痛非常明显，摸着高出皮肤半寸，于是给她开了千金消石丸。吃了四五次以后，病人突然说自己的乳头变黑且有汁水流出，恐怕是怀孕了。我回答说，不是，涩脉没有怀孕的道理。于是又继续服用三至五剂之后，诊脉感觉有点虚宽。我领悟到，这个药太为峻烈伤了正气，便让她不要再服前方。改为四物汤多加白术，佐以陈皮，吃上三十剂。诊脉胃气恢复，再继续服用消石丸，吃了四五次以后，说包块已经消了一圈，于是让她停止服药。过了半个月，月经来且疼痛明显，有黑血半升，里面有像花椒核大的东西数十粒，包块便消退了一半。于是来找我继续开药，想消掉剩下的包块。我告诉她说，不要着急，包块已经破开了，不能再继续攻伐，等下次月经来应该就消得差不多了。第二个月来月经的时候，又流出少许黑血块，包块又消了一圈，便又来找我开药，我让她谨守禁忌，等下一次月经来就会消尽，后来果然如此。一般只要是攻伐的药，如果身上有病，则病邪承受药物作用。如果病轻药重，胃气就会损伤。胃气是一种清虚冲和之气，只与五谷、肉类、蔬菜、水果等食物相适宜。药物都有偏性，就算是人参、黄芪也有偏性，何况那些攻击类药物呢？上面那个妇女胃气本来就弱，血亦不足，如果等到包块消掉才停药，胃气能保存者就很少了。讨论到这里，其他医者还有什么话要说的吗？

按语

脾胃为后天之本，朱丹溪在临床上特别注重胃气的养护，提出病邪虽实，但胃气伤则不能攻，并分别列举三个病例来说明。案一吕姓亲戚之病用黄芪配葛根，益气解表发汗，攻补兼施，使邪去而不伤胃气。案二叶先生之痢疾，先补后攻，不致伤了正气而体弱。案三婢女发现攻下太过后立即停药，改服补气养血之药，等正气恢复以后再继续攻伐，中病即止。三个医案体现了朱丹溪顾护胃气的学术思想和临证上善于观察思考，辨证施治。

治病先观形色然后察脉问证论

原 文

经曰：诊脉之道，观人勇怯，肌肉皮肤，能知其情，以为诊法也。凡人之形，长不及短，大不及小，肥不及瘦。人之色，白不及黑，嫩不及苍，薄不及浓[①]。而况肥人湿多，瘦人火多，白者肺气虚，黑者肾气足。形色既殊[②]，脏腑亦异。外证虽同，治法迥别。所以肥人贵[③]脉浮，瘦人贵脉沉，躁人疑[④]脉缓，缓人疑脉躁，以其不可一概述也。试陈一二，可以例推。

东阳陈兄，露筋，体稍长。患体虚而劳，头痛，甚至有诀别之言。余察其脉弦而大带数，以人参、白术为君，川芎、陈皮为佐，至五六日未减，众皆讶之，以药之不对也。余曰：药力有次第矣，更少俟[⑤]一二宿，当自安。忽其季[⑥]来问：何不少加黄芪？予笑不答。又经一宿，忽自言病顿愈。予脉之，觉指下稍盛。又半日，病者言膈上满，不觉饥，视其腹纹已隐矣。予曰：夜来药中，莫加黄芪否？曰：然。止与三帖。遂速与二陈汤加浓朴、枳壳、黄连，以泻其卫，三帖而安。

又浦江义门郑兄，年二十余，秋间大发热，口渴，妄言妄见，病佀[⑦]邪鬼。七八日后，召我治。脉之两手，洪数而实，视其形肥，面赤带白，却喜露筋，脉本不实，凉药所致。此因劳倦成病，与温补药自安。曰：柴胡七八帖矣。以黄芪附子汤，冷与之饮。三帖后，困倦鼾睡，微汗而解，脉亦稍软。继以黄芪白术汤，至十日，脉渐收敛而小，又与，半月而安。

夫黄芪补气药也。此两人者，一则气虚，一则气实，便有宜不宜存焉，可不审乎！

注 释

① 浓：稠密；厚；多。

② 殊：不同。

③ 贵：以某种情况为可贵。

④ 疑：怕。

⑤ 俟：等；等待。

⑥ 季：兄弟排行最小者。

⑦ 佀：“似”的异体字。

译 文

经书上说，诊脉之方法，要看病人是勇敢还是怯懦，肌肉皮肤是紧致还是疏松，这样就能知道病情如何，这个才是正确的诊断方法。人体的形态，个子高的不及矮的，形体大的不及小的，胖人不及瘦人。面色白的人不及面色黑的人，面色娇嫩的人不及面色粗糙的人，皮肤薄的人不如皮肤厚的人。胖人多湿，瘦人多火，面色白者肺气虚，面色黑者肾气足。人体的外形和颜色不同，脏腑情况也不一样，虽然症状相似，但是治疗方法有所区别。所以胖人以脉浮为可贵，瘦人以脉沉为可贵，但是性情急躁的人怕脉缓，性情和缓的人怕脉躁，所以这个不能一概而论，我试着举几个例子来说明自己的观点。

东阳的陈姓兄长，筋脉外露，形体稍长，身体虚弱而为劳役所伤，头痛，甚至言语中透漏要与亲人诀别的意思。我诊察其脉象弦大而数，于是用白术、人参为君，佐以川芎、陈皮。服药五六天后没有减轻，大家都很惊讶以为药不对。我说药效需要过程，再服过一两天，应当会痊愈。他兄弟来问，为什么不加点黄芪？我笑而不答。又过了一晚上，忽然患者自己说病好了，我诊其脉，感觉应指有力了些，又过了半天，病人觉得膈上满闷，不觉得饥饿，看他腹部筋脉也隐于皮下了。于是问：莫非晚上往药中加了黄芪？回答说：是的，放了三剂的量。于是我又马上开二陈汤加厚朴、枳壳、黄连，以泻其卫气，三剂就病愈了。

又有浦江的郑姓兄长，二十多岁，秋天突然发热，口渴，胡言乱语，看到不真实的情形，好像中邪见鬼。七八天后，请我看病，诊察两手脉象，洪数而实，其人形体肥胖，面色红白，还好就是露出筋脉，脉本来非实，是凉药所致。这个病是劳累之后诱发的，吃点温补药就好了。病人说，吃了七八天柴胡剂了。于是用黄芪附子汤，凉了以后再喝，服三剂后，病人感觉困倦而鼾睡，稍微出汗而热退，脉也稍缓和，继服黄芪白术汤，到第十日，脉逐渐收敛变小，再继续服用，半个月就痊愈了。

黄芪是补气药。这二人，一人气虚，一人气实，就有适宜和不适宜的情形，能不注意辨别吗？

按 语

本篇体现了朱丹溪诊疗方法的特色，他强调治病要先观察患者的形色并结合脉象，综合分析以后再辨证论治。所列举的两个病案，强调四诊合参、精准施治、治病求本的思想。

大病不守禁忌论

原 文

病而服药，须守禁忌，孙真人[①]《千金方》，言之详矣。但[②]不详言所以守禁忌之由，敢[③]陈其略，以为[④]规戒。夫[⑤]胃气者，清纯冲和[⑥]之气，人之所赖以为生者也。若谋虑神劳，动作形苦，嗜欲无节，思想不遂，饮食失宜，药饵违法，皆能致伤。既伤之后，须用调补，恬不知怪，而[⑦]乃恣意犯禁，旧染之证，与日俱积。吾见医将日不暇给，而伤败之胃气，无复完全之望，去死近矣。

予族叔形色俱实，痎疟又患痢，自恃强健能食，绝无忌惮。一日召我曰：我虽病，却健而能食，但苦汗出耳！汝能止此汗否？予曰：痎疟非汗出不能愈也。可[⑧]虑者正在健与能食耳！此非痢也。胃热善消，脾病不化，食积与病势已甚矣。此时节择饮食以养胃气，省[⑨]出入以避风寒，候汗透而安。叔曰：世俗谓无饱死痢，我今能食，何谓可虑？余曰：痢而能食者，知胃气未病也，故言不死，非谓恣食不节择者。不从所言，恣口大嚼，遇渴又多啖水果，如此者月余后，虽欲求治，不可著手[⑩]矣。淹淹又月余而死。《内经》以骄恣不伦于理，为不治之病。信哉！

又周其姓者，形色俱实，患痢善食而易饥，大嚼不择者五日矣。予责之曰：病中当调补自养，岂可滋味戕贼！遂教之只用熟萝卜吃粥耳，少与调治，半月而安。

注 释

① 孙真人：孙思邈，唐代医药学家、道士，著有《千金要方》《千金翼方》，此处指的是《千金要方》。

② 但：只是。

③ 敢：谦辞，表示冒昧。

④ 以为：是“以之为”的省略句式，意指把它作为。

⑤ 夫：用在句首，表示将要发表议论，可以不翻译。

⑥ 清纯冲和：清纯：结合脾胃的生理功能，为精微物质。冲和：语本《老子》：“冲气以为和”，以后“冲和”指真气、元气。

⑦ 而：做连词，表假设，译为假如。

⑧ 可：值得。

⑨ 省（shěng）：减少。

⑩ 著手：源于“著手回春”，指医术高明，引申为难治。

译文

生病而吃药，需要遵守禁忌，孙思邈的《千金要方》说得很清楚了。只是没有详细说要遵守禁忌的缘由，我冒昧地简要陈述，以作为规劝告诫。胃气，是人体精微纯净冲和的元气，是人体赖以生存的基础。假如思虑过度伤神，劳作过度损伤形体，欲望没有节制，心情不畅，饮食失于调摄，药物违反了配伍规律，都可以导致损伤。生病之后，必须用调补的药物，没有什么可奇怪的。假如任意违犯禁忌，以前的疾病和现在的损伤，日久累积加重，我看到医者将忙于应付病情的变化，但损伤胃气，没有完全恢复的希望，离死也近了。

我宗族的叔父形体及神色都壮实，染了疟疾又患了痢疾，自以为身体强壮并能吃东西，没有丝毫顾忌。一天问我说：我虽然生病了，但体健而能食，只是因为出汗而苦恼罢了！你能帮助我止汗吗？我说：疟疾非出汗不能痊愈。忧虑的正是体健并且能吃。这不是痢疾。胃热则消谷善饥，脾病则不能运化，食积与病势已经严重了。这个时候节制饮食可以养胃气，减少出入来躲避风寒，等待汗出透就好了。叔父说：世人说没有能吃却会死的痢疾，我现在能吃，有什么可忧虑的呢？我说：得了痢疾却能吃东西，知道胃气没有损伤，因此说不会死，并不是说吃东西可以没有节制。其不听从我所说的，任意大口吃东西，口渴了又多吃水果，如此一个月后，虽然想要治病，但治不好了。气息微弱又过一个多月而死。《内经》以骄傲放纵不遵守道理，是不治之症。我相信了！

又有一个姓周的人，形体气色壮实，患了痢疾而多食易饥，任意地大口乱吃东西五天了。我责问他说：生病时宜自行食用补益之品以调养，怎么可以放任饮食助长疾病！于是教他吃熟萝卜喝粥，稍加调理治疗，半月就痊愈了。

按语

本篇通过两个病案，向我们展示了生病后须遵守禁忌，调摄养生的重要性。同时，也从侧面指出在疾病发生发展及预后过程中，都要顾护胃气。

虚病痰病有似邪祟[1]论

原文

血气者，身之神[2]也。神既衰乏，邪因而入，理[3]或有之。若夫血气两亏，痰客中焦，妨碍升降，不得运用，以致十二官各失其职，视听言动，皆有虚妄。以邪治之，其人必死。吁哉冤乎！谁执其咎[4]？

宪幕之子傅兄，年十七八，时暑月[5]，因大劳而渴，恣饮梅浆，又连得大惊三四次，妄言妄见，病似邪鬼。诊其脉，两手皆虚弦而带沉数。予曰：数为有热。虚弦是大惊，又梅酸之浆，郁于中脘[6]，补虚清热，导去痰滞，病乃可安。遂与人参、白术、陈皮、茯苓、芩、连等浓煎汤，入竹沥、姜汁。与旬日[7]，未效，众皆尤[8]药之不审。余脉之，知其虚之未完，与痰之未导也。仍与前方，入荆沥。又旬日而安。

外弟岁[9]，一日醉饱后，乱言妄语妄见，询之系伊[10]亡兄附体，言生前事甚的，乃叔在旁叱之曰：非邪。食腥[11]？与酒太过，痰所为耳！灌盐汤一大碗，吐痰一二升，汗因大作，困睡一宵而安。

又金氏妇，壮年。暑月赴筵归[12]，乃姑询[13]其坐次失序，遂赧然[14]自愧，因成此病。言语失伦，其中又多间一句曰：奴奴不是。脉皆数而弦。余曰：此非邪，乃病也。但与补脾清热导痰，数日当自安。其家不信，邀数巫者，喷水而咒[15]之，旬余而死。或问曰：病非邪而邪治之，何遽至于死？余曰：暑月赴宴，外境蒸热，辛辣适口，内境郁热，而况旧有积痰，加之愧闷，其痰与热，何可胜言。今乃惊以法尺[16]，是惊其神而血不宁也；喷以法水，是审其体密其肤，使汗不得泄也。汗不泄，则蒸热内燔，血不得宁，则阴消而阳不能独立也。不死何俟？或曰：《外台秘要》有禁咒一科，庸[17]可废乎？予曰：移精变气[18]乃小术耳，可治小病。若内有虚邪，外有实邪，当用正大之法，自有成式，昭然可考。然符水惟膈上热痰，一呷凉水，胃热得之，岂不清快，亦可取安。若内伤而虚，与冬严寒，符水下咽，必冰胃而致害。彼郁热在上，热邪在表，须以汗解。率得清冷，肤腠固密，热何由解？必致内攻，阴阳离散，血气乖争，去死为近。

注释

① 祟：古人想象中的鬼怪。

② 神：中医中广义的神是指人的生命力生生不息；狭义的神是指人的精神意志活动。这里引申为根本。

③ 理：做动词，按道理来讲。
④ 谁执其咎：谁来担当这种罪过。
⑤ 暑月：约相当于农历六月前后小暑、大暑之时。
⑥ 中脘：中脘穴。意指胃脘。
⑦ 旬日：十日为一旬，十日。
⑧ 尤：怨恨；归咎。
⑨ 岁：同“祟”，一种恶鬼。
⑩ 伊：他。
⑪ 腥：泛指鱼肉一类的食物。
⑫ 归：原本误作“妇”，今据文义改。
⑬ 询：询问。
⑭ 赧（nǎn）然：脸红，难为情的样子。
⑮ 呪：“咒”的异体字。指巫术驱鬼降妖的口诀。
⑯ 法尺：道士传法时用以驱鬼之天蓬尺。
⑰ 庸：表示反问，岂。
⑱ 移精变气：结合原文及下文，指巫术。

译文

气血是身体运行不息的根本。根本衰减疲乏，邪气就乘虚而入，按道理讲或许就是这样。如果气血两虚，痰湿居于中焦，妨碍脾胃的升清降浊，不能运化，以致五脏六腑功能失调，人的视觉听觉语言行动，都会出现错乱。把其当作邪气治疗，人必定会死。这是何其的冤枉啊！谁来担当这种罪过？

宪幕的儿子傅兄，十七八岁，正当暑月，因为劳累后感到口渴，不加节制地饮梅子汁，又受到惊吓三四次，胡言乱语，看到不真实的情形，好像中邪见鬼。诊察其脉象，两手都是虚弦兼沉数。我说：数是有热，虚弦是因为大惊，又因为喝了酸的梅子汁，邪气郁滞中焦，要补虚清热，祛除痰湿，病情就可以痊愈。于是给人参、白术、陈皮、茯苓、黄芩、黄连等浓煎。加入竹沥、姜汁。服了十天，没有效果。众人都归咎于用药不符。我诊察其脉，知道他体虚没有恢复，痰也没有排出来。仍然给他服用前方，加入荆芥、竹沥，又过了十天就痊愈了。

表弟像中邪一样，一天喝醉吃饱后，胡言乱语，看到不真实的情形，询问他是他已经亡故的哥哥附体，说对很多其活着时的事情，其叔叔在旁边责骂他：不是中邪。吃肉喝酒太多，痰邪所造成的！灌了盐汤一大碗，吐痰约一二升，出了很多汗，困倦后睡了一夜就好了。

又有金家的妇女，正当壮年，暑月做客回来，她的姑子就说她的座次失礼，于是脸红感到羞愧，因此得了这个病。语无伦次，其中又多夹杂一句：是我的不对。双手脉都是数而弦。我说：这不是中邪了，是生病了。只要给予补脾清热导痰治法，几天就应该好了。她的家人不相信，邀请了几个巫师，喷水并念着驱鬼降妖的咒语，十几天就死了。有的人问：生病不是中邪而用巫术治疗她，何至于死了呢？我说：暑天奔赴宴会，外面的环境闷热，辛辣之物美味，身体内部又有郁热。况且以前就有积痰，加上她羞愧闷闷不乐，她体内的痰和热，已经很多，不能尽说。现今用巫法去惊吓，是扰乱了她的神志血液不能正常运行。用作法的水喷向她，审查她体内的鬼邪，使她肌肤腠里密闭，使汗不能外泄。汗不出，内热炽盛，阴血不得安宁，则阴精消耗而阳气不能独自存在，怎么会不死？有人说：《外台秘要》有祝由一科，岂可以废除吗？我说：巫术是小的技术，可以治疗轻微的疾病。如果人体内有虚，而外有实邪，应当用正大光明的办法，自然有现成的样式，很明显能够探究学习。然而符水对于去除上焦痰热有效，喝一口凉的符水，正好解了胃热，怎能不清凉快活，也是可以取得疗效的。如果有内体损伤并且虚弱，在寒冷的冬天喝下符水，一定使胃寒凉而损害于胃。她的郁热在上焦，热邪在表，应当用发汗的方法。草率地得到清凉的水，使腠理密闭，热邪从哪里透解呢？必定导致邪气内攻，阴阳离散，气血乱行，离死就近了。

按　语

本章通过三个医案，向我们展示了正虚而痰郁，脏腑功能失调，导致言语行为失常，易为老百姓当作中邪，医者辨证准确，治疗得当，则病情向愈；如信巫不信医，则病重难治也。

面鼻得冷则黑论

原文

诸阳聚于头，则面为阳中之阳，鼻居面中央，而阳明起于頞[①]中，一身之血运到面鼻，到面鼻阳部。皆为至清至精之血矣。酒性善行而喜升，大热而有峻急之毒。多酒之人，酒气熏蒸面鼻，得酒血为极热，热血得冷为阴气所抟，汙浊凝结，滞而不行，宜其先为紫而后为黑色也。须用融化滞血使之得流，滋生新血可以运化，病乃可愈。予为酒制四物汤，加炒片[②]、茯苓、陈皮、生甘草、酒红花，生姜煎，调五灵脂末饮之。气弱者，加酒黄芪。无有不应者。

注释

① 頞（è）：鼻梁。

② 片：此后疑脱“芩”字。

译文

各阳经都汇聚于头部，所以头面为阳中之阳，鼻子居于面部的中间，足阳明经起于鼻，全身的血运行到面鼻部，到了面鼻阳部的，都是精微的血液。酒性走串并且善于升提，大热并且有猛急的毒性。饮酒多的人，酒气熏蒸显现到面鼻部，饮酒后血热到达了极点，热血遇冷则为阴气所伤，污浊凝结，阻滞不通，应该开始为紫色而后变为黑色。需要用活血化瘀的方法使血脉流通，产生新血以运化全身，疾病就可以痊愈。我为酒气所伤者，制定了四物汤加炒黄芩、茯苓、陈皮、生甘草、酒红花，以生姜煎煮，兑入五灵脂粉喝下去。气虚的人，加入酒黄芪。没有不起效果的。

按语

本篇介绍了嗜酒之人，得冷则面鼻变黑，提示内有污浊瘀血阻滞，并用四物汤加味治疗。四物汤先见于唐代骨伤科专著《仙授理伤续断秘方》，原方用来治疗外伤瘀血所致的疼痛，后来又被《太平惠民和剂局方》收录，用来治疗妇人诸疾，现在多用于为补血活血的基础方。《蒲辅周医疗经验》云：“此方为一切血病通用之方。”

胎自堕论

原 文

阳施阴化，胎孕乃成。血气虚损，不足荣养，其胎自堕。或劳怒伤情，内火便动，亦能堕胎。推原其本，皆因于热。火能消物，造化自然，《病源》[①]乃谓风冷伤于子脏而堕，此未得病情者也。

予见贾氏妇，但有孕至三个月左右必堕。诊其脉，左手大而无力，重取则涩，知其少血也。以其妙年，只补中气，使血自荣。时正初夏，教以浓煎白术汤下黄芩末一钱，服三四十帖，遂得保全而生。因而思之，堕于内热而虚者，于理为多。曰热曰虚，当分轻重。好生之工，幸毋轻视。

注 释

①《病源》：即《诸病源候论》。

译 文

父母阴阳和合，胚胎就形成了。气血亏虚，不足以滋养，胎儿自然流产。或者劳倦太过、恼怒损伤情志，内生火邪，也会导致流产。探究它的根本原因，都是因为热邪。火能消除万物，这是大自然的造化，《诸病源候论》称风寒伤于子宫而流产，这是不了解病的缘由。

我看见贾氏妇人，只要怀孕到三个月左右必然流产。诊察她的脉，左手脉浮大而无力，重按脉涩，知道她是血虚。因为她是少壮之年，只需补益中气，使血脉充盈旺盛。当时正值初夏，教其浓煎白术，煮好后加黄芩粉一钱，服了三四十剂，就得以保全胎儿而分娩。因此事想到，因为内热体虚导致的流产，从道理上讲较多。热与虚，应当分清轻重。爱惜生灵的医生，千万不要轻视。

按 语

本篇作者通过贾氏习惯性流产的例子，阐述流产的原因是由气血虚而内有热较多，故用白术、黄芩安胎。《丹溪心法》曰："凡妊娠调理，以四物去地黄，加白术、黄芩为末，常服甚效。"同时，在篇末作者也指出了应分清虚、热的轻重，辨证用药。

难产论

原 文

世之难产者，往往见于郁闷安佚[①]之人，富贵奉养之家。若贫贱辛苦者无有也。方书止有瘦胎饮[②]一论，而其方为湖阳公主作也，实非极至之言。何者？见有此方，其难自若[③]。予族妹苦于难产，后遇胎孕，则触而去之，余甚悯焉。视其形肥而勤于针指[④]，构思旬日，忽自悟曰：此正与湖阳公主相反。彼奉养之人，其气必实，耗其气使和平，故易产。今形肥知其气虚，久坐知其不运，而其气愈弱。久坐胞胎因母气不能自运耳。当补其母之气，则儿健而易产。今其有孕至五六个月，遂于《大全方》紫苏饮加补气药，与十数帖，因得男而甚快。后遂以此方随母之形色性禀，参以时令加减与之，无不应者。因名其方曰大达生散。

注 释

① 佚：通“逸”，安逸。

② 胎饮：《病机气宜保命集》方。治妊娠体肥及胎漏下者，胎气不运。由枳壳、黄芩、白术、砂仁等组成。

③ 其难自若：其难产照样发生。

④ 针指：指刺绣、缝纫等工作。

译 文

世上难产的人，常常见于心中愁闷不畅或安乐舒适的人，生活富贵的人家。而生活清贫劳累的人基本没有。医书中有瘦胎饮这个方子，是为湖阳公主所开具的，这并不是至理名言。为什么呢？我见到用了这个方子的人，难产照样发生。我家族的妹妹因为难产而苦恼，后来每次怀孕都选择不要，我很是同情她。观察她的形体肥胖而经常做针线活，思考了十余日，忽然自己悟出：这正好和湖阳公主的情况相反，公主是生活富足的人，元气必然充足。通过消耗一些元气达到身体阴阳平衡，所以容易生产。如今我的族妹形体肥胖知其属气虚，久坐气机不畅，所以元气才越来越弱。久坐使腹中胎儿也因为母体正气虚弱而气机不畅。应当补益母体的元气，则胎儿健康而且容易分娩。现在她怀孕大约有五六个月，于是给她开具《妇人大全良方》中的紫苏饮配伍补气药，服了十几剂，因此后面迅速且顺利地生下一名男婴。此后就应用这个处方，根据孕妇的形体、气色、性情、禀赋，结合季节的变化加减给孕妇服用，没有不起效果的。因此给该方取名为大达生散。

按 语

本篇作者从不同方面论述了难产的原因。指出“世之难产者，往往见于郁闷安佚之人，富贵奉养之家”。由于心情郁闷、生活安逸、久坐少动而致气血运行无力，故难产。丹溪用补气行气之方法治疗，随人的形色禀性参以时令加减，对母子均有益，故命名为大达生散，为后世所沿用。

难产胞损淋沥论

原文

常见尿胞因收生[①]者不谨，以致破损而得淋沥病，遂为废疾。一日有徐姓妇，壮年得此。因思肌肉破伤，在外者且可补完，胞虽在腹，恐亦可治。遂诊其脉，虚甚。曰：难产之由，多是气虚，难产之后血气尤虚，试与峻补，因以参、术为君，芎、归为臣，桃仁、陈皮、黄芪、茯苓为佐，而煎以猪羊胞中汤[②]，极饥时饮之，但剂率用一两，至一月而安。盖是气血骤长，其胞自完。恐稍迟缓，亦难成功。

注释

① 收生：指为产妇接生。

② 猪羊胞中汤：即用猪、羊尿胞，煎汤代水。

译文

常常见到尿道膀胱因为接生时不小心，受到损伤而得了淋沥病，成为功能缺损的疾病。某日有姓徐的妇人，正当壮年得了这个病。考虑到肌肉的损伤，在体表还可以修复，膀胱虽然在腹内，但恐怕也能治。诊察其脉象较虚。我说：难产的原因，大多都是气虚，难产之后气血更是虚弱。尝试给她大补，因此以人参、白术为君药，川芎、当归为臣药，桃仁、陈皮、黄芪、茯苓为佐药，用猪、羊的膀胱肉汤代水煎药，特别饥饿的时候喝，剂量都用到一两，喝到一个月后破损修复。原因是气血都快速增长，她的膀胱得到自我修复。恐怕稍有延迟，就很难成功。

按语

本篇论述产妇有因分娩时膀胱受损，以致小便淋漓不尽，给生活带来极大的痛苦和困扰。古时没有条件进行手术治疗，于是作者抓住新产的时机大补气血，并佐以理气活血，使气血骤长。特别是“以猪羊胞中汤”代水煎药，以脏补脏，同气相求，使患者得以治愈。

胎妇转胞病论

原 文

转胞[①]病，胎妇之禀受弱者，忧闷多者，性急躁者，食味厚者，大率有之。古方皆用滑利疏导药，鲜有应效。因思胞为胎所堕，展在一边，胞系了戾[②]不通者，胎若举起，悬在中央，胞系得疏，水道自行，然胎之坠下，必有其由。一日吴宅宠人患此，脉之两手似涩，重取则弦，然左手稍和。余曰：此得之忧患，涩为血少气多，弦为有饮，血少则胞弱而不能自举，气多有饮，中焦不清而溢，则胞之所避而就下故坠。遂以四物汤加参、术、半夏、陈皮、生甘草、生姜，空心[③]饮，随以指探喉中，吐出药汁。俟少顷气定，又与一帖。次早亦然。如是与八帖而安。此法未为的确，恐偶中耳！后又历用数人亦效。未知果如何耶？仲景云：妇人本肥盛且举自满，全羸瘦且举空减，胞系了戾，亦致胞转。其义未详，必有能知之者。

注 释

① 转胞：中医妇科病症名。指小便淋沥、急迫频数或点滴不通，脐下急迫。

② 胞系了戾：胞系：泌尿系统；了戾：缭乱屈曲之意，或作绞扭解。指膀胱气化功能失常，导致脐下疼痛，小便淋沥不通的病机。

③ 空心：空腹。

译 文

妊娠小便不利的转胞病，孕妇有体质虚弱、忧愁烦闷、性情急躁、口味较重的，大多患有此病。古代医方都用滑利疏通的药，很少有起作用的。想是因为膀胱被胎儿压迫，偏向一侧，致使泌尿系统纠缠不畅，而小便不通。如果将胎儿上举至腹中，则泌尿系统得到疏通而小便自然通行。然而胎儿下坠肯定有其中的缘由。某日吴宅的宠妾就得了这个病，两手的脉似是涩脉，重取则是弦脉，但左手较右手稍缓和。我说：这个病是因为忧愁所致。涩脉为血虚气滞，弦脉为体内有痰饮，血虚则胞弱升举无力，气机郁滞则有痰饮，中焦不能升清降浊而饮溢，所以就造成了膀胱的下坠。于是给四物汤加人参、白术、半夏、陈皮、生甘草、生姜，空腹服用，随后将手指深入咽喉，吐出药汁。等一会儿，待气息平定后再给一剂。第二天早晨也是用这样的方法。像这样服用八剂则病人痊愈。这个方法还不能完全肯定，恐怕是刚好有效罢了。此后很多人用该方法依然有效。到底为什么会这样呢？张仲景说：孕妇本应该形体肥胖、元气充足，所以升举有力。如果羸瘦则升举无力，致使胞系受压不畅，而致小便不利。其中的原因还不详尽，但以后肯定会有知道的人。

按 语

转胞是妊娠小便不通的古病名。朱丹溪认为，此病发生是由于气血虚弱不能上举胎儿，胎重下坠，压迫膀胱所致。丹溪审证求因，灵活施治，先以浓汤煎服，补益气血，再配合催吐，使胃气上逆从而升举胞胎，膀胱解除压迫，小便自然通利。

乳硬论

原 文

乳房，阳明所经；乳头，厥阴所属。乳子之母，不知调养，怒忿所逆，郁闷所遏，厚味所酿，以致厥阴之气不行，故窍不得通，而汁不得出。阳明之血沸腾，故热甚而化脓。亦有所乳之子，膈有滞痰，口气焮热，含乳而睡，热气所吹，遂生结核。于初起时，便须忍痛，揉令稍软，吮令汁透，自可消散。失此不治，必成痈疖。治法：疏厥阴之滞，以青皮；清阳明之热，细研石膏；行汙浊之血，以生甘草之节；消肿导毒，以瓜蒌子，或加没药、青橘叶、皂角刺、金银花、当归。或汤或散，或加减随意消息。然须以少酒佐之，若加以艾火两三壮于肿处，其效尤捷。彼庸工喜于自炫，便用针刀引惹拙痛，良可哀悯！若夫不得于夫，不得于舅姑，忧怒郁闷，昕夕积累[①]，脾气消阻，肝气横逆，遂成隐核，如大棋子，不痛不痒，数十年后，方为疮陷，名曰妳[②]岩。以其疮形嵌凹似岩穴也，不可治矣。若于始生之际，便能消释病根，使心清神安，然后施之以治法，亦有可安之理。予族侄妇年十八时，曾得此病，察其形脉稍实，但性急躁，伉俪[③]自谐，所难者后姑[④]耳！遂以本草单方青皮汤，间[⑤]以加减四物汤，行以经络之剂，两月而安。

注 释

① 昕夕积累：日积月累。

② 妳："奶"的异体字。

③ 伉俪：夫妻。

④ 姑：该处指婆婆，即妻子对丈夫母亲的称呼。

⑤ 间：参与；配合。

译 文

乳房为阳明经循经通过，乳头归属于厥阴经。哺乳期的母亲，不懂得调理保养，因愤怒而气逆，因郁闷而气滞，因食肥甘厚味而酿生痰湿，厥阴经气循行不畅导致乳汁不通，阳明经循行部位周围的血热，热盛而化脓成痈。也有其哺乳的婴儿，胸膈中有痰阻滞，口气灼热，含着乳房睡觉，口中热气吹在乳房上，就生成硬结。在其初起时，便须忍着疼痛，按摩乳房使其稍变软，吮吸使乳汁通畅，则乳痈可自行消散。如果不及时治疗，必定形成痈疖。治疗的方法：用青皮疏解厥阴的气滞，用研细的石膏清解阳明郁热，用生甘草节祛除瘀浊的血，用瓜蒌子消肿排毒，可加没药、青橘叶、皂角刺、金银花、当归，可煎汤剂或散剂服用，或根据病情变化加减药物，需要佐以少量酒。如果在肿胀的地方艾灸两三柱，药效更快。那些庸医喜欢炫耀自己的技术，便用针刀划开治疗则引起疼痛，真是为其感到哀叹怜悯。若是得不到丈夫、婆婆的喜爱，忧愁、愤怒、郁闷，日积月累，脾气郁滞，肝气横逆不疏，便形成乳核像大的棋子一样，不痛不痒，数十年后发为疮疡凹陷，称为乳岩，因为它的疮面凹陷就像岩石缝隙，就无法救治。若才开始患病时，就能消除病根，让内心清静、神志安定，再给予相应的治疗方法，病情也能得到缓解。我家族侄儿的妻子十八岁时，曾患过此病，诊察她的形体、脉象稍实，但是她性情急躁，还好夫妻和谐，其难处是婆媳关系不和睦。于是治以单方青皮汤，其间配合加减四物汤，通行经络的药物，两个月后病愈。

按语

乳岩即现代医学中的乳腺癌。乳房的生理与阳明经、厥阴经关系密切，因乳母失养，愤怒郁闷、饮食不慎，都会导致厥阴气滞，使乳汁不通，阳明热盛，化脓成痈。朱丹溪十分重视心理因素在疾病中的作用，认为乳腺癌的发生与七情内伤有关。郁怒伤肝，肝郁脾虚，治以疏肝解郁、畅行气血。丹溪亦强调了乳腺癌要早发现、早治疗。

受胎论

原文

成胎以精血之后，先分男女者，褚澄[①]之论，愚切惑焉。后阅李东垣之方，有曰：经水断后一二日，血海始净，精胜其血，感者成男；四五日后，血脉已旺，精不胜血，感者成女，此确论也。《易》曰：乾道成男，坤道成女，夫乾坤，阴阳之情性也；左右，阴阳之道路也；男女，阴阳之仪象也。父精母血，因感而会，精之施也。血能摄精成其子，此万物资始于乾元也；血成其胞，此万物资生于坤元也。阴阳交媾[②]，胎孕乃凝，所藏之处，名曰子宫。一系在下，上有两歧，一达于左，一达于右。精胜其血，则阳为之主，受气于左子宫而男形成；精不胜血，则阴为之主，受气于右子宫而女形成。或曰：分男分女，吾知之矣。男不可为父，女不可为母，与男女之兼形者，又若何而分之耶？余曰：男不可为父，得阳气之亏者也。女不可为母，得阴气之塞者也。兼形者由阴为驳气[③]所乘而成，其类不一。以女函[④]男有二，一则遇男为妻，遇女为夫，一则可妻而不可夫。其有女具男之全者，此又驳之甚者。或曰：驳气所乘，独见于阴，而所乘之形，又若是之不同耶？予曰：阴体虚，驳气易于乘也。驳气所乘，阴阳相混，无所为主，不可属左，不可属右，受气于两歧之间，随所得驳气之轻重而成形，故所兼之形，有不可得而同也。

注释

① 褚澄：南齐医家，著有《褚氏遗书》。
② 阴阳交媾：阴阳两气的互动相合可以化生万物。这里指夫妻生活。
③ 驳气：杂乱之气。
④ 函：原本作“凾”，今改之。

译文

胎儿性别的形成，以精、血的先后顺序区分男女，这是褚澄的理论，我曾深切感到疑惑。后来阅读了李东垣的方论，有这样的论述：月经干净后一两天，血海开始是虚的，精多于血，此时受孕是男胎；月经干净后四五天，血脉已经旺盛，精少于血，此时受孕是女胎。这是确切的理论。《易经》说：根据乾的规律形成男性，根据坤的规律形成女性。乾坤，是阴阳的属性；左右，是阴阳的道路；男女，是阴阳的外在表现。父亲的精和母亲的血因交感相结合，是精的施化作用。血能够获取精形成父母的后代，这是万物从乾卦开始形成；血滋养成为胞胎，这是万物从坤卦开始成长。阴阳交合，凝聚形成胞胎，其所居住的地方称为子宫，一端连接下方，上有两条支路，一条连接左边，一条连接右边。精多于血，则是以阳为主，在子宫左边感受阳气从而形成男胎；精少于血，则是以阴为主，在子宫右边感受阴气从而形成女胎。有人说："形成男胎和女胎，我知道了。而男人不能成为父亲，女人不能成为母亲，和双性人又是怎么形成和区分的呢？"我说："男人不能成为父亲，是阳气不足，女人不能成为母亲，是阴气不通。双性人是由于阴气被杂乱之气侵扰所形成，这类情形各不相同。双性人有两种情况，一种是遇见男人可以成为妻子，遇见女人可以成为丈夫；另一种是可以成为妻子但不能成为丈夫。其中有的双性人具备了男人的所有特征，这个是杂乱之气更加严重。"有人说："杂乱之气所侵扰的唯独是女人，而杂乱之气侵入后形成的样子，又为什么各有不同呢？"我说："女性体虚者，杂乱之气容易侵扰。杂乱之气侵入后，阴阳两气混乱，没有主导，不能在左边也不能在右边，在两条支路之间干扰受气，根据所得杂乱之气的轻重而形成身体，所以双性人的身体是不同的。"

按语

本篇中丹溪论述了怀孕过程中男胎女胎的形成原因。认为在月经结束后不同时间怀孕形成的胎儿性别不同，是由精血两者占比的多少所致的，并以阴阳和乾坤的道理来进一步阐释男胎女胎的形成原因。此外，还论述了男性不育、女性不孕以及出现双性人的原因，是因为体虚，由杂乱之气的侵入干扰所致。古人由于所处时代的局限性，以阴阳理论解释胎儿性别的成因，在今人看来，有不合时宜之处。现代医学研究表明，胎儿的性别取决于受精卵获得的性染色体是 X 还是 Y，而两性畸形大多是性染色体异常所造成的。

人迎气口论

原文

六阳六阴脉，分属左右手。心、小肠、肝、胆、肾、膀胱在左，主血；肺、大肠、脾、胃、命门、三焦在右，主气。男以气成胎，故气为之主。女以血成胎，故血为之主。若男子久病，气口[①]充于人迎者，有胃气也，病虽重可治。女子久病，人迎[②]充于气口者，有胃气也，病虽重可治。反此者逆。或由：人迎在左，气口在右，男女所同，不易之位也。《脉法赞》曰：左大顺男，右大顺女，何子言之悖耶？曰：《脉经》一部，王叔和谆谆于教医者，此左右手以医者为主而言，若主于病者，奚止千里之谬！

注释

① 气口：人体部位名，即寸口。《素问·经脉别论》："气口成寸，以决生死。"

② 人迎：人迎胃脉，在颈部。现指颈动脉。

译文

人体的六阴六阳脉，分别在左右手的寸关尺，心脏、小肠、肝、胆、肾、膀胱在左手主血；肺、大肠、脾、胃、命门、三焦在右手主气。男胎以气为主要来源，因此男性以气为主导，女胎以血为主要来源，所以女性以血为主导。如果男性长时间生病，气口脉强于人迎脉，这是有胃气，病情虽重但可以治疗；女人长时间生病，人迎脉强于气口脉，这是有胃气，病虽重却可以治疗。如果情况相反则病逆难治。有人说："人迎在左边主血，气口在右边主气，男女相同，是不变的位置。"《脉法赞》说道："左边脉大男性病顺可治，右边脉大女性病顺可治，为何与先生所说不同？"王叔和的《脉经》详细教导学医的人，这个左右手脉大对医生而言是判断病人是否好转的依据，如果说病人（左手是人迎、右手是寸口）这简直是很大的错误言论了！

按语

在本书中，作者主要通过描述男女脉象，在经典等考证的基础上再次强调了男左脉大则可治，女右脉大则可治。《脉确》中提及：男子本气旺血弱，左主血，左大于右，是血足也，血足则阳不至独亢矣；女子本血旺气弱，右主气，右大于左，是气足也，气足则阴有所统摄也。且男子阳，故左大；女子阴，故右大，此男女左右之平脉也。这有助于理解本篇。

春宣论

原 文

春，蠢[①]也。阳气升浮，草木萌芽，蠢然而动。前哲谓春时人气在头，有病宜吐。又曰：伤寒大法，春宜吐，宣之为言扬也。谓吐之法，自上出也。今之世俗，往往有疮痍行，膈满者，虫积者，以为不于春时宣泻以毒药，不可愈也。医者遂用牵牛、巴豆、大黄、枳壳、防风辈为丸，名之曰春宣丸，于二月、三月服之，得下利而止。于初泻之时，脏腑得通，时暂轻快，殊不知气升在上，则在下之阴甚弱，而用利药戕贼[②]其阴，其害何可胜言。况仲景用承气汤等下药，必有大满大实坚，有燥屎转矢气下逼迫，而无表证者，方行此法。可下之证未悉俱，犹须迟以待之，泄利之药，其可轻试乎！

余伯考，形肥骨瘦，味厚性沉，五十岁，轻于听信，忽于三月半赎春宣丸一贴，服之下两三行，每年率以为常。至五十三岁时，七月初炎热之甚，无病暴死。此岂非妄认春宣为春泻而致祸耶？自上召下曰宣，宣之一字，吐也明矣。张子和先生[③]已详论之，昔贤岂妄言哉？详之审订无疑。后之死者，又有数人，愚故表而出之，以为后人之戒。

注 释

① 蠢：蠕动貌。指虫类从蛰眠中逐渐苏醒。

② 戕贼：伤害，残害。

③ 张子和先生：张子和（1156—1228），金代医学家。名从正，号戴人，睢州考城（今河南兰考东）人。继承刘完素学说而有新解，治病以祛邪为主，认为“先论攻其邪，邪去而元气自复”。善用“汗、吐、下”三法，以为三法能兼众法，切责医师滥用补药与平稳药贻误病人之非。所著有《儒门事亲》。

译 文

“春”是动的意思。春天阳气上升浮动，草木长出嫩芽，虫类苏醒蠕动。以前的哲人说春天的时候人的阳气在头部，生病了应该催吐祛除邪气。又说：“伤寒论里的方法，春天适宜催吐，宣的意思就是宣扬。”催吐的方法，是让病邪从上部排出。如今的世道风俗，经常有长疮皮肤溃烂的人，有胸部胀满的人，腹中有寄生虫聚集的人，认为不在春天的时候用猛烈的泻下药物，就不能痊愈。于是医生就用牵牛花、巴豆、大黄、枳壳、防风这类做成药丸，取名叫作春宣丸，在二月、三月服用，待泻下后才停止。在刚开始泻下的时候，脏腑得到通畅，暂时感觉轻松。却不知春天气机上升在上部，而下部的阴气很弱，反而用泻利的药物去伤害阴气，其损害之大难以言尽。何况张仲景用承气汤等泻下药治疗，一定要有腹胀满按着坚硬，大便干燥不解的里实证，而且没有表证，才可以用泻下法。符合泻下法的病症没有全部具备，还必须推迟等待。泻下通利的药物，是不可以随便试用的！

我的伯父体形肥胖但身材矮小，平常吃的东西味道比较厚腻味重，在他五十岁的时候，因为轻信人言，突然决定在三月中旬的时候买春宣丸一剂，服了以后泻下两三次，之后每年这样习以为常。到他五十三岁的时候，七月初天气很热，我伯父没有生病突然就死了，这难道不是错误地认为春宣就是春天泻下从而导致的灾祸吗？从上面号召下面是宣，宣是吐的意思很清楚了。张子和先生在《儒门事亲》中已经详细论述，以前的贤明之士难道会乱说吗？这是经过详细审核没有疑问的。此后像这样去世的，又有几个人，所以我把这些写出来，以此警戒后人。

按语

本节主要围绕春宣是春天之气上升到上部的，治疗疾病应该使用催吐的方法使正气上升祛除邪气。而在作者所处的时代，有些医生认为春宣是应该在春天通过泻下的方式治疗疾病。关于“春宣”的看法，张子和著《儒门事亲》中说道：“仲景之言曰：大法春宜吐。盖春时阳气在上，人气与邪气亦在上，故宜吐也。”在作者之后的时代，经相关中医古籍考证，其中明代万全所著的《养生四要》中说道：“春月上升之气，或因寒气所折，郁而不发，则宜用升阳之剂，或吐剂，以助其发生之令，故谓之宣。若无寒折之变，则宣剂亦不必服也。岂可下之，以犯养生之禁，以逆上升之气也耶。”

以上说明“春宣”是用吐法而不是泻下，从而告诫后人不可滥用“春宣丸”。

醇酒宜冷饮论

原 文

醇酒之性，大热大毒，清香美味，既适于口，行气和血，亦宜于体，由是饮者不自觉其过于多也。不思肺属金，性畏火，其体脆，其位高，为气之主，肾之母，木之夫，酒下咽膈，肺先受之。若是醇者，理宜冷饮，过于肺，入于胃，然后渐温。肺先得温中之寒，可以补气，一益也；次得寒中之温，可以养胃，二益也；冷酒行迟，传化以渐，不可恣饮，三益也。古人终日百拜[①]，不过三爵[②]，既无酒病，亦免酒祸。今余稽[③]之于《礼经》[④]，则曰：饮剂视冬时。饮剂，酒也；视，犹比也；冬时，寒也。参之《内经》，则曰：热因寒用[⑤]。厥旨[⑥]深矣。今则不然，不顾受伤，只图取快，盖热饮有“三乐”存焉；膈滞通快，喉舌辛美，盖行可多。不知酒性喜升，气必随之，痰郁于上，溺涩于下，肺受贼邪，金体必燥；恣饮寒凉，其热内郁，肺气得热，必大伤耗。其始也病浅，或呕吐，或自汗，或疮痍，或鼻齄，或自泄，或心脾痛，尚可发散而去之。若其久也，为病深矣，为消为渴，为内疸，为肺痿，为内痔，为臌胀，为失明，或喘哮，为劳嗽，为癫痫，亦为难明之病，倘非具眼，未易处治，可不谨乎！或曰：人言一盏冷酒，须二盏血乃得行，酒不可冷饮明矣。余曰：此齐[⑦]东之语耳。今参之于经，证之以理，发之为规戒，子以为迂耶？

注 释

① 百拜：一种再三叩拜的古礼。后人在书简中沿用为对师友长官的敬辞。《礼记·乐记》：“壹献之礼，宾主百拜，终日饮酒而不得醉焉。”汉代郑玄注：“百拜以喻多。”这里的百拜指交际娱乐。

② 三爵：犹言三杯。爵，古代酒器。

③ 稽：考证。

④《礼经》：即《礼记》。因《礼记》为五经之一，所以亦称《礼经》。

⑤ 热因寒用：治疗学术语。系反治法之一。出自《素问·至真要大论》。

⑥ 厥旨：其意。

⑦ 齐：通假字，通“剂”。

译 文

美酒的性味，是甘辛而大热有毒，清香而美味，既好喝又可以通畅气血，对身体也有好处，这就是喝酒的人不由自主就喝多了的缘故。但却没有考虑肺在五行里属金，属性上畏惧火，肺部娇脆，位置在高处，肺的功能是主气，五行是肾水之母、肝木之夫。酒喝下后经过咽膈，肺先感受到，如果是味道醇厚的酒，按道理来说应该冷饮，过了肺进入胃以后逐渐升温。

肺先得到性味大热的冷酒中的寒，可以补益肺气，这是第一个好处；其次冷酒到了胃里逐渐升温，可以温胃，这是第二个好处；冷酒在人体里面运行缓慢，逐渐被人体吸收，不可以多饮，这是第三个好处。古人整天在一起娱乐，也不过就喝三杯酒，这样既不会因为喝酒生病，也可以避免喝酒惹祸。现在我考证了《礼经》，里面说："喝进去的液体物质可以看作冬天。"液体物质就是酒水，看作就是比作之意，冬天的时候是寒冷的。参考《内经》里所说："因为热邪生病就用性味寒凉来治疗。"道理很深。现今则不是这样。不顾损伤只图快乐，于是喝热酒有三种快乐的说法；感到胸膈通畅，唇舌受刺激感到香美，可以多喝。却不知酒性上升，人体气机也随之上升，生痰郁滞在上部，小便艰涩于下，肺金感受病邪，必定会燥，多饮寒凉郁滞内热不得宣散，肺被热伤，其功能大为损耗，初始的时候病浅，症状或为呕吐，或为自汗，或为疮疡，或为酒糟鼻，或为腹泻，或为心脾痛等，这个都可以通过发散法来治愈。如果时间长了，病邪深入，表现为消渴、酒疸、肺痿、痔疮、肝腹水、失明、哮喘、痨病、癫痫等，还有难以明确诊断的病，倘若不是明辨疾病的医生就不容易治疗，能不谨慎吗？有人说，听人言喝一杯冷酒，需要两杯血才可以运化，酒不可以冷饮的道理是很清楚的。我说：这是乡下无根据的言论。我们以经典来参照，以道理来证明，用以规劝和告诫，你以为是迂腐的言论吗？

按 语

作者通过论述酒的性味，指出饮酒不当可导致多种疾病。结合考证《礼经》《内经》，提出了喝味道醇厚的酒要冷饮、少饮、慢饮才适宜。纠正人们在喝酒方面存在一些伤身的错误习惯。

痈疽当分经络论

原文

六阳经、六阴经之分布周身，有多气少血者，有少气多血者，有多气多血者，不可一概论也。若夫要害处，近虚怯薄[①]处，前哲已曾论及，惟分经之言未闻也。何则？诸经惟少阳、厥阴经之生痈疽，理宜预防，以其多气少血，其血本少，肌肉难长，疮久未合，必成死证。其有不思本经少血，遽[②]用驱毒利药，以伐其阴分之血，祸不旋踵[③]矣！请述一二成败之迹，以告来者。

余从叔父平生多虑，质弱神劳，年近五十，忽左膊外侧廉上[④]起一小红肿，大约如栗。予视之曰：慎勿轻视，且生与人参大料作汤，得二三斤为好。人未之信，谩进小帖数服，未解而止。旬余值大风拔木，疮上起一道红如线，绕至背胛，直抵右肋。予曰：必大料人参少加当归、川芎、陈皮、白术等补剂与之。后与此方两阅月而安。

又东阳李兄，年逾三十，形瘦肤浓，连得忧患，又因作劳，且过于色，忽左腿外侧廉上[⑤]，一红肿，其大如栗。一医问其大腑坚实，与承气两帖下之，不效。又一医教与大黄、朱砂、生粉草、麒麟竭[⑥]，又二三帖。半月后召予视之，曰：事去矣。

又一李兄，年四十余，而面稍白，神甚劳，忽胁下生一红肿如桃。一人教用补剂，众笑且排，于是流气饮、十宣散，杂而进之。旬余召予视之，予曰：非惟[⑦]不与补药，抑且[⑧]多得解利，血气俱惫矣。已而果然。或曰：太阳经非多血少气者乎，何臀疽之生，初无甚苦，往往间有不救者，吾子其能治之乎？予曰：臀居小腹之后，而又在其下，此阴中之阴也。其道远，其位辟，虽曰多血，气运不到，气既不利，血亦罕来。中年之后，不可生痈，才有痛肿，参之脉证，但见虚弱，便与滋补，血气无亏，可保终吉。若用寻常驱热拔毒纾[⑨]气之药，虚虚之祸，如指诸掌[⑩]。

注释

① 怯薄：薄弱。

② 遽：于是；就；竟然。

③ 祸不旋踵：祸害不久就将到来。

④ 左膊外侧廉上：左肘外侧上方，指手少阳三焦经经过的地方。

⑤ 左腿外侧廉上：左腿外侧缘上方，指足少阳胆经经过的地方。

⑥ 麒麟竭：血竭。

⑦ 非惟：不仅。

⑧ 抑且：而且。
⑨ 纾：缓。
⑩ 如指诸掌：了如指掌，指对事情非常熟悉、了解。

译文

十二经脉散布于全身，各经脉气血偏盛不同，不可一概而论。对于重要的部分，浅显明了之处，先辈曾已论及，唯有痈疽分经论治不曾听闻。为什么呢？十二经脉中少阳、厥阴经生痈应当及早预防，少阳经、厥阴经多气少血，血少则肌肉难生长，故疮疡经久难愈。必成不治之症。医者没有考虑到少阳、厥阴少血，用了攻伐阴分的药，更伤阴血，则更大的伤害不久就将到来，就让我举一两个成功和失败的案例，以告后世学者。

我的堂叔，平素多思虑，体弱神伤，快五十岁时，忽然左肘外侧出现一个如栗子大小红色肿块，我看了以后对他说：千万不要轻视它，可用大剂量人参熬汤，最好服用二三斤。他不相信，轻慢地口服少量数剂，病未见好转就停止。十天后正当狂风时劳作，原来的疮上长了一道红线，绕过背、肩胛骨直达右肋。我说：必须用大剂量人参，少加入当归、川芎、陈皮、白术等行气活血之药。后来服用本方两月病愈。

东阳的李兄，年过三十，形体消瘦皮肤颜色深，接连忧虑患病，又因为劳累且过于房劳，忽而左腿外侧出现一个如栗子大小的红色包块。看了一位医生，问诊后认为他阳明胃腑实证，给两剂承气汤攻下无效。另外一位医生让他服用大黄、朱砂、生粉草、血竭等攻下伐毒之品二三剂。半月后请我看病，已经病情深重难治了。

还有一位四十岁的李兄，面色稍白，劳神较甚，忽然胁下长出一个如桃一般大小的红色包块。有人教他用补药，遭众人嘲笑他也排斥此法，于是接连服用流气饮、十宣散。十天后请我看病，我解释道：之前因不仅不给予补益的药，而且多用解毒攻下之品，致气血皆极度亏虚，后来果然如此。有人说，太阳经多血少气，为何臀上生疽，最初疼痛不明显，但往往却有不能治愈者，你能够治疗吗？我说：臀在小腹后，又居于下，属阴中之阴。它的位置偏远，虽然太阳经多血，但因其位置偏远而气血都到达较少。人到中年以后，不能得痈肿，才有肿痛，结合脉证，只要见到气血虚弱，应当给予滋补，气血没有亏损，就可最终康健。如果用寻常驱热解毒理气的药，会导致气血更加耗竭的祸害，这是非常清晰明了的道理。

按语

朱丹溪先生主张治疗痈疽应根据十二经脉所含气血不同的特点论治，其中强调痈疽生于多气多血之经络，容易治疗，若是生于少阳、厥阴经多气少血之经或者身体远端的气血偏弱的地方，则难以治愈，应该及早重视。他认为虚证疮疡不可用攻毒峻下之药，不应拘泥于“热毒”之说，如“中年之后，不可生痈，才有痛肿，参之脉证，但见虚弱，便与滋补，血气无亏，可保终吉”，而当辨其虚实，分而论治方可。

脾约丸论

原文

成无己曰：约者，结约之约。胃强脾弱，约束津液，不得四布，但输膀胱，故小便数而大便硬，故曰脾约。与此丸以下脾之结燥，肠润结化，津流入胃，大便利，小便少而愈矣。愚切有疑焉。何者？既曰约，脾弱不能运也；脾弱则土亏矣，必脾气之散，脾血之耗也。原[①]其所由，久病大下大汗之后，阴血枯槁，内火燔灼，热伤元气，又伤于脾，而成此证。伤元气者，肺金受火，气无所摄；伤脾者，肺为脾之子，肺耗则液竭，必窃[②]母气以自救，金耗则木寡于畏，土欲不伤，不可得也。脾失转输之令，肺失传送之官，宜大便秘而难下，小便数而无藏蓄也。理宜滋养阴血，使孤阳之火不炽，而金行清化，木邪有制，脾土清健而营运，精液乃能入胃，则肠润而通矣。今以大黄为君，枳实、厚朴为臣，虽有芍药之养血，麻仁、杏仁之温润，为之佐使，用之热甚而气实者，无有不安。愚恐西北二方，地气高厚，人禀壮实者可用。若用于东南之人，与热虽盛而血气不实者，虽得暂通，将见脾愈弱而肠愈燥矣。后之欲用此方者，须知在西北以开结为主，在东南以润燥为主，慎勿胶柱而调瑟[③]。

注释

① 原：求。

② 窃：盗窃，意指夺。

③ 胶柱而调瑟：瑟上有张弦的柱，用来调音，如果柱被固定，就无法调音。比喻不知变通。

译文

成无己说：约是约束的意思。胃强脾弱，约束了脾输布津液到全身的功能，迫使津液下输膀胱，导致小便频数而大便干结，故称为脾约。用脾约丸治疗燥结，脾输布津液于肠腑，则肠中燥结得润，津液还入于胃，津液下通肠腑则大便得利，小便减少，此病得愈。我对此有疑惑，为什么呢？既然说约，为脾弱失健运，脾弱则土亏，必有脾气耗散，脾血亏虚。推求其缘由，为久病、大下、大汗之后伤阴血，阴血亏虚，则内热燔灼，热伤元气，又复伤脾，就成了此证。元气被耗伤，肺金被火灼伤，肺气虚失摄；伤脾的原因，肺为脾之子，肺耗津液亏竭，子夺母气以自救，肺金亏耗则肺金难以制木，木亢于土，则脾土不可能不被伤。脾失其传输津液之职，肺失布散津液之功能，则有肠道失润而大便秘结难行，津液偏渗而小便多。应当滋阴以养血，使孤阳之火不旺，而肺可复宣肃之功，木邪可以被克制，脾土健运恢复其运化之功，津液可入于胃，润肠道则大便得通。现以大黄为君药，枳实、厚朴为臣药，又有芍药养血，麻仁、杏仁润肠为佐使，用于有热而气实者，没有什么不妥的。我认为西北之地，饮食五谷之气高浓，人体壮实的人可以用；若是给东南地方的人用，虽然有热盛但是血气不足，大便暂时得通下，但是将会见到脾越弱而肠越燥。以后要应用本方者，要知道在西北以开结通下为主，在东南当以养阴润燥为主，千万不可不知变通。

按语

朱丹溪认为脾约证乃胃强脾弱，即胃热约束了脾输布津液的功能，不能使津液润于肠道，迫使津液下输膀胱，而见小便数而大便干结的主证。治疗上主张以泻下润燥，以杏仁、麻仁润肠通便，辅以芍药养血。对于西北、东南应根据实际情况，分别治以开结通下或养阴润燥。

鼓胀论

原文

心肺，阳也，居上；肝肾，阴也，居下；脾居中，亦阴也，属土。经曰：饮食入胃[①]，游溢精气[②]，上输于脾，脾气散精，上归于肺，通调水道，下输膀胱，水精四布，五经并行。是脾具坤静[③]之德，而有乾健[④]之运。故能使心肺之阳降，肾肝之阴升，而成天地交之泰，是为无病之人。今也七情内伤，六淫外侵，饮食不节，房劳致虚，脾土之阴受伤，转输之官失职，胃虽受谷不能运化，故阳自升阴自降，而成天地不交之否，于斯时也。清浊相混，隧[⑤]道壅塞，气化浊血瘀郁而为热。热留而久，气化成湿，湿热相生，遂生胀满。经曰鼓胀是也。以其补虽坚满，中空无物，有似于鼓。其病胶固[⑥]，难以治疗，又名曰蛊。若虫侵蚀，有蛊之义。验之治法，理宜补脾，又须养肺金以制木，使脾无贼邪之虑；滋肾水以制火，使肺得清化之令。却盐味以防助邪，断妄想以保母气，无有不安。医不察病起于虚，急于作效，炫能希赏。病者苦于胀急，喜行利药，以求一时之快，不知宽得一日半日。其肿愈甚。病邪甚矣，真气伤矣，去死不远。古方惟禹余粮丸，又名石中黄丸，又名紫金丸，制肝补脾殊为切当，亦须随证，亦须顺时加减用之。

余友俞仁叔，儒而医，连得家难，年五十得此疾，自制禹余粮丸服之。予诊其脉，弦涩而数[⑦]。曰：此丸新制，锻炼之火邪尚存，温热之药太多，宜自加减，不可执方。俞笑曰：今人不及古人，此方不可加减。服之一月，口鼻见血色，骨立[⑧]而死。

又杨兄，年近五十，性嗜好酒，病疟半年，患胀病，自察必死，来求治。诊其脉弦而涩，重则大[⑨]，疟未愈，手足瘦而腹大，如蜘蛛状。予教以参、术为君，当归、川芎、芍药为臣，黄连、陈皮、茯苓、浓朴为佐，生甘草些少作浓汤饮之。一日定三次，彼亦严守戒忌。一月后疟因汗而愈。又半年，小便长而胀愈。中间稍有加减，大意只是补气行湿。

又陈氏年四十余，性嗜酒，大便时见血，于春间患胀，色黑而腹大，其形如鬼。诊其脉数而涩，重似弱。予以四物汤加黄连、黄芩、木通、白术、陈皮、浓朴、生甘草，作汤与之，近一年而安。

一补气，一补血，余药大率相出入，皆获安以保天寿。或曰：气无补法，何子补气而获安，果有说以通之乎？予曰：气无补法，世俗之言也。以气之为病，痞闷壅塞似难于补，恐增病势。不思正气虚者不能运行，邪滞所著而不出，所以为病。经曰：壮者气行则愈，怯者著而成病。苟或气怯不用补法，气何由行？或曰：子之药，审则审矣[⑩]，何效之迟也？病者久在床枕，必将厌子之迂而求速者矣。予曰：此病之起，或三五年，或十余年，根深矣，势笃矣，欲求速效，自求祸耳！知王道者能治此病也。或曰：胀病将终不可与利药耶？予曰：灼知其不因于虚，受病亦浅，脾胃尚壮，积滞不痼，又有可下之证，亦宜略与疏导。若授[11]张子和浚川散、禹功丸为例行速攻之策，实所不敢。

注释

① 饮食入胃：饮食入于胃。

② 游溢精气：精气浮游盈溢。

③ 坤静：坤为地，亦指阴，多属静。

④ 乾健：乾为天，亦指阳，多属动。健：矫健。

⑤ 隧：原为“随”，今从文义改，指通道之意。

⑥ 胶固：顽固，形容坚固、牢固。

⑦ 数：原本为“数紧”，今从《医统》本删“紧”。

⑧ 骨立：指人相当消瘦。

⑨ 重而大：重按则空大，应指筌脉之意。

⑩ 审则审矣：详细谨慎。

⑪ 授：原误作“援”，今从《医统》改，给之义。

译文

心肺居于上属于阳，肝肾位于人体的下部属于阴，脾居于人体中间，也属于阴。《内经》里说：饮食入胃，经脾胃运化，精微之气充盈，通过脾的散布，上输于肺，肺气宣发肃降以推动津液输布，通过三焦以濡养周身，肃降以达膀胱，在肾与膀胱的作用下散布四方，五脏得养。脾脏为阴柔之脏，但具有健运之功。脾为中枢之脏，使心肺之阳下降与肝肾之阴交升腾如天地交合，此时人体就是健康之态。如今有情志内伤，六淫外邪侵袭，饮食不知节制，房劳导致亏虚，内伤脾精，脾伤则失其转化之职，胃虽然可以受纳水谷但是脾虚不能运化，则津液不生，故阳只升、阴只降，阴阳不能交汇如同否卦。此时则清浊不分，经络不通，气血壅塞，则气郁血瘀结，郁久化热，郁热留滞易化气生湿，湿热相结，则生胀满，《内经》里面称之为鼓胀。由于它外形虽然是坚硬饱满的，但是内里是中空的，所以类似于鼓而得其名。因为此病顽固，难以治愈，故又称为蛊。就像被蛊虫侵蚀一般，而有蛊之意。治疗的方法，应当是补脾，养肺金而制肝木，让脾没有被贼邪内损之忧。滋补肾阴制火，使肺金不受灼能够发挥正常宣肃之职。少食咸味防止助邪，断绝痴心妄念以保五脏之气，则没有不安稳的。有的医生不知道此病因虚而生，急求疗效，以炫耀自己的才能而获取名声。患病的人因为胀满而痛苦难耐，就容易接受下利之峻药，追求一时之效，但他不知道这样只能缓解一时。过一段时间以后肿胀会更重。邪气更甚，人体之正气耗损，则离死亡就不远了。以前的药方中只有禹余粮丸，又叫石中黄丸，也叫紫金丸，制约肝木补脾土恰到好处，也需要辨证、随时加减运用。

我的朋友俞仁叔，是个儒士而兼为医生，他家里接连得灾祸，年近五十患此病，自制禹余粮丸治疗。我为他诊脉为弦涩数。我对他说：此丸刚刚制作出来，炼制时的火邪还存在，温热的药太多了，你应当加减一下，不可沿用原来之方。他笑着说：现在的医者不如以前的医者，这个方子不可以更改。他接连服了一个月，口鼻出血，消瘦而死。

还有一位杨兄，年近五十，生性喜欢喝酒，患了疟疾半年，又得了鼓胀，自认为快死了，来请我看病。我诊其脉为脉弦而涩，沉而空大，疟疾没有痊愈，手足细削，但是肚子胀满，形如蜘蛛。我让他以参、术为君药以健脾化湿，当归、川芎、芍药为臣药活血养血，黄连、陈皮、茯苓、厚朴行气化湿养阴为佐药，生甘草少许调和诸药，以上诸药熬成浓汤喝。每天服三次，让他严格遵守禁忌。一个月以后汗出疟疾痊愈。又过了半年，小便下清利以后胀满消退。病程中药物有所增减，但都是以行气化湿为主。

还有一个姓陈的人，四十岁，生性嗜酒，大便时有血，于春天时得了鼓胀病，面色黑腹部胀大，形如鬼状。我摸脉其脉数且坚涩，重按则很弱。我用四物汤加黄连、黄芩、木通、白术、陈皮、浓朴、生甘草，熬汤服用，大约连服一年以后病好转。

前两个例子，气虚者以补气为主，另一个血虚者以补血为主，都加以利水祛湿之药，最终都获得康复而能够拥有自然寿命。有的人说，气胀没有补气的治法，又怎么会因补气而病愈，这应该怎么理解呢？我说：没有补气的治法，是世俗的说法。因气而生的病，痞满胀闷壅塞似乎不能补，恐怕会加重病邪之势。没有想到正气虚而运行不通畅，邪气留着而不能外出，所以才生此病。《内经》中说：身体壮实的人气行则病愈，体质虚弱的人邪内留而生久病。如果气虚的人不以补益之法，气怎么运行呢？有的人说：你的用药详细谨慎，为什么见效慢呢？得此病的人久卧于床，必定会不喜欢我的缓攻之方而求速效之法。我说：此病形成，有的三五年，也有的十余年，病久根深，病重难治，想要快速起效，自取其祸而已！懂得病理的人能够治疗此病。有的人说：鼓胀之病都不可以用攻下的药吗？我回答说：只要知道病不起于虚损，病邪尚在浅表，脾胃未损，积滞留着还未坚固，又有可以攻下的病证，也应适当疏通导下。如果直接给予张子和的浚川散、禹功丸之类峻利攻下的方药，我实在是不敢如此。

按语

朱丹溪论臌胀病因为肺脾肾受损，气血阻滞、水湿胶结是主要病机，但关键是在于脾的功能失常。由于七情内伤，情志不畅，故而肝失调达，肝气失畅则气郁，气郁则血瘀，久则气血凝滞，脾失濡养则虚弱，六淫外侵，使脾气益损严重，发而为病；或饮食不节，致脾胃受损，运化失职，痰浊水湿内生，又因房劳过度，损及肾，肾之气化功能障碍，不能气化水液而使水湿停滞加重等种种病因，皆使脾之运化传输的功能失常，脾损中枢转运受阻，清浊不分，则成臌胀。朱丹溪认为治疗从气虚而成臌胀者予人参、白术、厚朴、陈皮以补气行气以补其不足；臌胀从血虚而发者予四物汤、厚朴、陈皮以补血行气以固气血，又加以芍药、黄连、木通、茯苓之类清热利湿，从而达到健脾为主，调气血、祛湿利水为辅的治疗目的。其主张臌胀治疗重在健脾，兼以调气血、祛湿利水，慎用攻逐之法。

疝气论

原 文

疝气之甚者，睾丸连小腹急痛也。有痛在睾丸者，有痛在五枢穴[①]边者，皆足厥阴之经也。或有形，或无形；或有声，或无声。有形如瓜，有声如蛙。自《素问》以下，历代名医，皆以为寒。盖寒主收引，经络得寒，故引不行，所以作痛，理固然也。有得寒而无疝者，又必有说以通之可也。予尝屡因门户雪上有霜，没膝之水，踢冰徒涉，不曾病此，以予素无热在内也。因而思之，此证始于湿热在经，郁而至久，又得寒气外束，湿热之邪不得疏散，所以作痛。若只作寒论，恐为未备。或曰：厥阴一经，其道远，其位卑，郁积湿热，何由而致？予曰：大劳则火起于筋，醉饱则火起于胃，房劳则火起于肾，大怒则火起于肝。本经火积之久，母能生子虚，湿气便盛。厥阴属木系于肝，为将军之官，其性急速，火性且又暴，为寒所束，宜其痛之大暴也。愚见有用乌头、栀子等分作汤，用之其效亦敏。后因此方随证与形加减用之，无有不应。然湿热又须分多少而始治，但湿者肿多？病[②]是也。又有挟虚而发者，当以参、术为用，而以疏导药佐之，诊其脉有甚沉紧而大豁无力者是也。其痛亦轻，惟觉重坠牵引耳！

注 释

① 五枢穴：穴位名，属足少阳胆经，定位在侧腹部髂前上棘之前半寸，约平脐下三寸处。

② 病：即疝，疝气病的一种，指阴囊肿大。

译 文

疝气病情严重的，睾丸牵连小腹疼痛。有疼痛只在睾丸的，也有疼痛在五枢穴附近的，这些地方足厥阴肝经都循行经过。有些有形状，有些没有形状；有些有声音，有些没有声音。有形状的，长得像瓜；有声音的，发出的声音像蛙叫。自《黄帝内经·素问》问世之后，历代名医大都认为疝气病是由寒邪导致的。寒邪主收引，经络受寒，导致经脉收引而不通达，所以产生疼痛，道理固然是这样的。也有受寒而没有得疝气的，这种又怎么解释呢？我经常冒着雪上加霜的天气，水淹没过膝盖，在冰水上行走，也没有生病，因为我体内没有火热邪气。因此而思考这个问题，这个病开始是由于湿热邪气壅滞经络，郁积久了，又遭受寒气外束，湿热邪气不能够疏散，所以就产生了疼痛。如果认为这个病只由寒邪导致，恐怕是片面的。有的人说：足厥阴肝经这条经络，循行广泛，身处下位，郁积久了就会湿热内生，是什么原因导致的呢？我认为：过度劳累，火邪生于筋；酒醉饱餐的话，火邪生于胃，房劳过度，肾中就会产生火邪；生气大怒，肝火内生。时间久了，肝经火热邪气积累，而肾水能生木火，如果肾气不足，则湿邪内生。足厥阴经五行属于木，联络有“将军之官”之称的肝，肝的性情急速、暴烈，如果被寒邪约束，疼痛应该很剧烈。我见过有人使用乌头和栀子等分熬汤口服治疗疝气病，效果也是很明显。后来我在这个方子的基础上随证加减应用于临床，都一一应验了。如果是湿气盛导致阴囊肿大的疝病，具体治法还得根据湿热程度确定。还有夹虚而发病的，应当使用人参、白术之类的补益药，辅佐以疏通的药物。如果诊查到的脉象是沉紧而无力，疼痛程度较轻的，就只是觉得重坠往下牵引而已。

按 语

本篇主要论述疝气病的症状、病因病机及证治。丹溪认为本病可因情志不遂、饮食失宜、劳逸失度，而致火热邪气内生，牵累于肝，肝经湿热，寒邪约束，经络不通，疼痛遂作。法以清湿热，解寒郁，治以栀子清湿热，乌头解寒郁。虚则补之，实则泻之，丹溪为我们提供了一种思路，做了一个示范，在实际临床中，寒热虚实错杂，可根据具体情况遣方用药。

《黄帝内经·灵枢经脉第十》在论述足厥阴肝经脉时就说道：“是动病腰痛不可以俯仰，丈夫溃疝，妇人少妇肿……是主肝之所病者……狐疝，遗溺闭癃。”其中的“溃疝、狐疝”均属于疝气病，可见早在内经时代就已经认识到该病与肝经相关。经络辨证作为中医辨证方法中的一种，客观实在，可以很好地指导我们的临床诊疗，应当加以重视学习。

秦桂丸论

原 文

无子之因，多起于妇人。医者不求其因起于何处，遍阅古方，惟秦桂丸[①]其辞确，其意专，用药温热，近乎人情，欣然授之，锐然服之，甘受燔灼之祸，犹且懵然不悔。何者？阳精之施也，阴血能摄之，精成其子，血成其胞，胎孕乃成。今妇人之无子者，率由血少不足以摄精也。血之少也，固非一端。然欲得子者，必须补其阴血，使无亏欠乃可。推其有余以成胎孕，何乃轻用热剂，煎熬脏腑，血气沸腾，祸不旋踵矣！或曰：春气温和，则万物发生，冬气寒凛，则万物消殒，非秦桂丸之温热，何由得子脏温暖而成胎耶？予曰：《诗》言妇人和平，则乐有子。和则气血不乖，平则阴阳不争。今得此药，经血转紫黑，渐成衰少，或先或后，始则饮食骤进，久则口苦而干，阴阳不平，血气不和，疾病蜂起，焉能成胎？纵使成胎，生子亦多病而不寿。以秦桂丸之耗损矣天真之阴也，戒之慎之！

郑廉使之子，年十六，求医曰：我生七个月患淋病[②]，五日、七日必一发。其发也大痛，扪地叫天，水道方行，状如漆和粟者，约一盏[③]许，然后定。诊其脉轻则涩，重则弦。视其形瘦而稍长，其色青而苍。意其父必因多服下部药，遗热在胎，留于子之命门而然。遂以紫雪[④]和黄柏细末，丸梧子大，晒十分干，而与二百丸作一服，率以热汤下，以食物压之，又经半日，痛大作，连腰腹，水道乃行，下如漆和粟者一大碗许，其病减十分之八。后张子忠以陈皮一两，桔梗、木通各半两，作一帖与之，又下漆粟者一合许遂安。父得燥热且能病子，况母得之者乎？余书此以证东垣红丝瘤[⑤]之事。

注 释

① 秦桂丸：方剂名，《太平惠民和剂局方》卷十七引范罗谦方，又名螽斯丸。秦艽、桂心、杜仲（姜汁炒）、防风、姜厚朴各三分，附子、茯苓各一两半，白薇、炮姜、牛膝（酒浸）、沙参、半夏各半两，人参一两，细辛二两一分。为细末，炼蜜为丸，赤豆大，每服五十丸，食前温酒或醋汤送下。治妇人无子。

② 淋病：中医病证名，指小便频数，点滴刺痛，欲出未尽，小腹拘急，或痛引腰腹为主要特征的病证。

③ 一盏：量词，中国古代计量单位，折合现代法定剂量约为200mL。

④ 紫雪：方剂名，出自《秘台外要》，具清热开窍、息风止痉之功，含石膏、滑

石、寒水石、磁石、羚羊角、麝香等药。

⑤ 红丝瘤：病名，《医宗金鉴》中有论述，该病发无定处，由小渐大，瘤皮色红，中含血丝，亦有自破者，好发于婴幼儿，多由肾中伏火所致。

译 文

没有子嗣的原因，多在于妇人。医生不追寻不孕的病因是什么，反而去翻遍古籍中的方子，然后发现只有秦桂丸这个方子立方用意准确，功效专一，用药温热，很是贴合人们的需求，于是人们很高兴地就接受并迅速服用这个方子，甘愿遭受灼热的痛苦，即便是不明白也不后悔，为什么是这样呢？人体阳精施化，阴血能摄取，精化为子，血转化为胞胎，胎孕就这样形成了。现在妇人没有子嗣的原因，都是由于血少不能够摄取精。血少，当然并不是唯一原因。但要想获得子嗣，必须补足阴血，让体内阴血没有亏损才可以。阴血充盛而有助于胎孕生成，为什么要轻率地使用这温热的药方，让五脏六腑煎熬，血气沸腾，危害将接踵而来啊！又有人说：春天温煦柔和，万物生长萌发，冬季寒冷凛冽，万物消失陨落，没有秦桂丸的温煦，怎么能让子宫温暖而化生胎孕呢？我认为：《诗经》里说妇人心平气和，欢快愉悦，有利于受孕生子。和则气血不乱，平则阴阳调和。现在用了秦桂丸这个药方，月经颜色变为紫黑，量也逐渐减少，月经时而推前时而延后，用药刚开始时进食量突然增加，时间长了就出现口苦口干。阴阳失衡，气血不调，很多疾病蜂拥而来，这样怎么能受孕呢？即便是后来成胎生下来了，孩子也是多病缠身，寿命不会很长。因为秦桂丸耗散了人体的阴精，一定要当心谨慎啊！

郑廉使有个十六岁的儿子，他就医时说：我七个月大的时候就得了淋病，每隔五到七天必定发作一次。疼痛剧烈的时候，哭天喊地，后来小便通利，排出来大约一小杯漆黑微小的东西之后疼痛就停止了。我诊查其脉象，发现轻取涩脉，重取是弦脉。再观察他的身形是瘦而稍高，面色青而苍白。通过综合分析，我怀疑孩子的父亲以前必定服用了大量温补下焦的药物，因此遗留热邪在胎儿身上，最后留在胎儿命门之中。于是用紫雪丹和黄柏研为细末，做成梧桐子大小的丸药，晒成十分干，然后做成两百丸为一副，用热水送服，最后再吃进食物以压制，又过了半天，疼痛剧烈难忍，牵扯至腰腹部，小便通畅，解下来一大碗漆黑微小的东西，病痛也就缓解了十分之八，后来张子忠先生就用陈皮一两，桔梗、木通各半两配为汤药给他喝了一副，又解下一合左右漆黑微小的东西就好了。父亲得了燥热会牵累到儿子，更何况是母亲得病呢？我写下来这个医案就是为了佐证李东垣先生论述红丝瘤的医案。

按 语

本篇主要论述了当时医者病家不加辨证就滥用秦桂丸的现象和弊端，以及受孕生子的主要机理和父病及子的病例。丹溪认为秦桂丸方中含肉桂、附子、细辛、干姜等温热药味，辛温容易耗伤人体真阴，阴血亏损，长久则五脏六腑受累，气血阴阳失衡，胎孕难以化生，即使诞下胎儿，母病及子，小儿也是多病缠身，折寿不彰。

丹溪为滋阴学派的开山鼻祖，临床倡导“阳常有余，阴常不足”，擅用滋阴降火法治疗临床诸疾。当时北宋时期崇尚《太平惠民和剂局方》，而其中方药多燥热温补，为纠正时弊，丹溪著书立说，力反温补，该篇就是丹溪“滋阴降火”学术思想的具体表现。

孕前及孕期父母自身用药不当，小儿也可受牵累，放到当今仍然有很大的实际意义，进一步概括为四个字那便是“优生优育”，人生而受父母之精，秉父母之性，除了用药谨慎，父母也当涵养内在心灵和增强自身体质，为顺利诞下小儿和小儿强健体魄打下良好的坚实基础。

恶寒非寒病恶热非热病论

原 文

经曰：恶寒战栗，皆属于热[①]。又曰：禁栗如丧神守，皆属于火[②]。恶寒者，虽当炎月，若遇风霜，重绵在身，自觉凛凛。战栗、禁栗，动摇之貌。如丧神守，恶寒之甚。《原病式》[③]曰：病热甚而反觉自冷，此为病热，实非寒也。或曰：往往见有得热药而少愈者何也？予曰：病热之人，其气炎上，郁为痰饮，抑遏清道，阴气不升，病热尤甚。积痰得热，亦为暂退，热势助邪，其病益深。或曰：寒热如此，谁敢以寒凉与之，非杀之而何？予曰：古人遇战栗之证，有以大承气下燥粪而愈者；恶寒战栗，明是热证，但有虚实之分耳。经曰：阴虚则发热。夫阳在外，为阴之卫；阴在内，为阳之守。精神外驰，嗜欲无节，阴气耗散，阳无所附，遂致浮散于肌表之间而恶热也。实非有热，当作阴虚治之，而用补养之法可也。

或曰：恶寒非寒，宜用寒药，恶热非热，宜用补药，甚骇耳目，明示我之法可乎？予曰：进士周本道，年逾三十，得恶寒病，服附子数日而病甚，求予治。诊其脉弦而似缓，予以江茶入姜汁、香油些少，吐痰一升许，减绵大半，周甚喜。予曰：未也，燥热已多，血伤亦深，须淡食以养胃，内观以养神，则水可生而火可降。彼勇于仕进，一切务外，不守禁忌。予曰：若多与补血，凉热亦可稍安。内外不静，肾水不生，附毒必发。病安后，官于婺城，巡夜冒寒，非附子不可疗，而性怕生姜，只得以猪腰子作片，煮附子，与三帖而安。予曰：可急归。知其附毒易发。彼以为迂。半年后，果发背[④]而死。

又司丞叔，平生脚自踝以下常觉热，冬不可加绵于上，常自言曰：我禀质壮，不怕冷。予曰：此足三阴之虚，宜早断欲事[⑤]，以补养阴血，庶乎可免。在笑而不答，年方五十，患痿半年而死。

观此二人治法，盖可知矣。或曰：伤寒病恶寒、恶热者，亦是虚耶？予曰：若病伤寒者，自外入内，先贤论之详矣。

注 释

① 恶寒战栗，皆属于热：《内经 · 素问至真要大论》中并无此条文。

② 禁栗如丧神守，皆属于火：在《内经 · 素问至真要大论》中原文为："诸禁鼓栗，如丧神守。"

③《原病式》：即刘完素所著《素问玄机原病式》。

④ 发背：中医外科病症，初起时腰背部有粟米样大小的脓头，数天之后，由小变大，大如碗口或手掌，红肿焮痛，继则流脓破溃，收疮方愈。

⑤ 欲事：指色欲房事。

译文

《内经》中说：怕冷发寒战，大多是由于火热之邪所致。还说：但凡口噤不开，身发寒战，神志不安，也都属于火热之邪所致。恶寒的人，虽然在夏天，如果遇到风霜，即便穿上厚厚的棉衣，仍然会感觉很冷。身体冷得直打哆嗦，就像失神一样，这是恶寒程度很严重的表现。《素问玄机原病式》中说：发热反而觉得很冷，这属于热，并不是寒。有的人说：经常见到一些发热使用了热药而逐渐好转的病人，这是为什么呢？我回答说：得热病的人，火气上炎，郁积为痰饮，阻遏清气通道，阴气不升，热势加重。积痰遇到了热，也会暂时消退，热势助长邪气，病情也就加重了。有的人说：如此怕冷，谁还敢用寒凉之剂，如果用了这不是杀人吗？我回答说：古人遇到发寒战的病症，有用大承气汤攻下而治愈的。怕冷而寒战本是热证，但是也分虚实。《内经》说：阴虚就会发热。阳在外，为阴护卫，阴在内，为阳守护。精神失守，嗜好和欲望没有节制，阴气耗散，阳气失去依附，所以导致阳气浮散于肌表之间而产生怕热的现象。这不是实热，应当按阴虚去治疗，是可以使用补养的方法。

又有人问：怕寒而不是真寒，应当用寒凉药；怕热而不是真热，应当用温补药，太令人惊讶了，可以明示我们治疗的方法吗？我说：周本道进士，年过三十，得了怕冷的病，服用了几天的附子之后病情反而更加严重了，后来找我诊治。诊查他的脉象弦缓，我让他在江茶水中加入少量姜汁、香油服用，吐痰一升左右之后，怕寒也就好转了大半，周进士很是高兴。我对他说，你这个病还没有完全好，体内燥热较盛，严重地伤到了阴血，你需要清淡饮食养胃，静养内在心神，这样肾水可生，心火可降。他拼搏于仕途，忙于应酬，不遵守禁忌。我对他说：你这种情况需要大剂量的滋补阴血、清热凉血的药也可以稍有好转。内外不安宁，肾水不能生成，附子遗留的温热毒性必定会再次发作。周进士的病有所好转之后，去了婺城当官，夜间巡逻受寒，不用附子是治不好的，而他平时就怕吃生姜，只得用猪腰子切片煮附片，吃了三副之后病就好了。我对他说：你现在要尽快回家。因为知道其体内附子所藏伏的毒性容易复发，他认为荒诞。半年之后果然就得背部发疮死去了。

还有一个司丞叔，平常脚踝以下的地方常常感觉到热，冬天不需要盖棉在上边。他经常说自己体质强壮，不怕寒冷。我说：你这是足三阴经不足，最好尽早断绝房事，适当补养阴血，大概就可以免除后患。他笑着没有回答我，才五十岁，得了痿病半年之后也就死了。

观察这两个人，就可以知道恶寒恶热的治法。有人说：伤寒病中的怕冷怕热，难道也是虚证导致？我回答说：若得伤寒病，是由外入里的过程，历代医家先贤已经说得很详细了。

按　语

本篇主要论述了寒热真假的辨证。不能见热象，便认为是热，见寒象便认为就是寒。寒热之中，又分表里虚实。四诊合参，谨守病机，才是辨证的不二法门。辨证论治是中医的灵魂，也是精髓所在。第一个案例中，周进士恶寒为燥热伤及阴血，肾水不济，心火上炎，煎灼津液，炼而为痰，痰液阻遏气机，阳气不布失于卫外之功。第二个案例，司丞叔脚踝以下发热为阴虚所致，阴精不足，阳失阴守，阳气亢盛而化热。

两个失治案例，也给了我们一些启发。去邪务尽，已病防变，丹溪有“治未病”的理念，诚为“上工”，早在疾病发生之前就预料到了之后的不良后果，可惜患者不加重视，不接受医者的提前干预治疗，实为遗憾。作为患者，平时应当注意疾病的诊治，不宜拖延，积极治疗，此外还要注意生活作息的调适，劳逸有度。除了“治未病”，也可以看出丹溪“涵养阴精”的养生观，精神内守，阴精得到固护，阳气得守而不亢，阴平阳秘，方可颐养天年。

经水或紫或黑论

原 文

经水者，阴血也。阴必从阳[①]，故其色红，禀火色也。血为气之配，气热则热，气寒则寒，气升则升，气降则降，气凝则凝，气滞则滞，气清则清，气浊则浊[②]。往往见有成块者，气之凝也。将行而痛者，气之滞也。来后作痛者，气血俱虚也。色淡者，亦虚也。错经妄行者，气之乱也。紫者，气之热也。黑者，热之甚也。人但见其紫者、黑者、作痛者、成块者，率指为风冷，而行温热之剂，祸不旋踵矣。良由《病源》论月水诸病，皆曰风冷乘之。宜其相习而成俗也。

或曰：黑，北方水之色也。紫淡于黑，非冷而何？予曰：经曰亢则害，承乃制[③]。热甚者，必兼水化。所以热则紫，甚则黑也。况妇人性执而见鄙，嗜欲加倍，脏腑厥阳之火[④]，无日不起，非热而何？若夫风冷，必须外得，设或有之，盖千百而一二者也。

注 释

① 阴必从阳：营气和津液进入脉中，经过心火的作用，化为赤色血液。

② 气清则清，气浊则浊：清指精微物质，浊指糟粕，即气血清则化生精微物质发挥正常功用，气血浊则生病理产物，生病致病。

③ 亢则害，承乃制：六气亢盛时就要为害，相乘之气，可以制约它。

④ 脏腑厥阳之火：指相火。

译 文

经水由阴血化生所成。阴血通过阳的作用化赤而成，所以其颜色秉承了火的颜色。血为气之母，气为血之帅，血与气相互依存，气有热则血也会热，气有寒则血也会寒，气升血随之而升，气降血随之而降，气凝不通则血凝不行，气阻滞不畅则血亦塞滞不行，气清而为精微则血也清而为精微，气浊为糟粕则血亦浊而无营养全身的作用。往往见到经血成块的，是气凝结不行所致。经水将行而出现腹痛的，是气郁滞不通所致。经水来后腹痛者，是因气血两者都虚，不能濡养胞宫所致。经水颜色淡，也是因气血虚所导致。月经错乱妄行者，由气机逆乱而致，若经水色紫，则为气热所致。若经水色黑，则为热太甚所致。人们一见到经水颜色紫、黑者、腹痛者、有血块者，都归于风冷之邪所致，而用温热之剂，却不知祸患即将到来。完全是由于《诸病源候论》里论治月水诸病，皆是从风冷之因论治。长期习用便成了惯用方法。

有人说：黑色为北方水之色。紫色比黑色淡一些，不归于冷的原因那归于何因？我说：《内经》讲六气亢盛时就要为害，相承之气，可以制约它。热气亢盛，当然要用水来制约从而维持正常的生化。所以热亢盛则使得经水色紫甚至色黑。况且有的妇人性格固执怪异，欲望强烈，脏腑相火，经常易起而妄动，不是热盛又是什么？若为风冷，必须从外得之，即使有风冷，也是千百个中有一两个而已。

按　语

丹溪认为月经病症多从气血失调论治。而气为血之帅，血为气之母，其中气机失调又是月经病的关键病因，气机紊乱是致病的重点。基于此，他在调理气血时，相比于调血，常常更重于调气。《丹溪心法》中说："气血冲和，万病不生，一有怫郁，诸病生焉。"在此主导下，他对妇科病十分重视气血痰郁的辨治。再者，丹溪以"相火论"主导妇科临床，认为"脏腑厥阳之火，无日不起，火起于妄，变化莫测，无时不有"。

石膏论

原 文

《本草》药之命名，固有不可晓者，中间亦多有意义，学者不可以不察。以色而名者，大黄、红花、白前、青黛、乌梅之类是也。以形而名者，人参、狗脊、乌头、贝母、金铃子之类是也。以气而名者，木香、沉香、檀香、麝香、茴香之类是也。以质而名者，厚朴、干姜、茯苓、生熟地黄之类是也。以味而名者，甘草、苦参、淡竹叶、草龙胆、苦酒之类是也。以能而名者，百合、当归、升麻、防风、滑石之类是也。以时而名者，半夏、茵陈、冬葵、寅鸡、夏枯草之类是也。以石膏火煅，细研醋调封丹炉，其固密甚于脂，苟非有膏焉能为用。此兼质与能而得名，正与石脂同意。阎孝忠妄以方解石[①]为石膏，况石膏其味甘而辛，本阳明经药。阳明主肌肉，其甘也能缓脾益气，止渴去火，其辛也能解肌出汗，上行至头，又入手太阴、手少阳。彼方解石者，止有体重、质坚、性寒而已。求其所谓有膏而可为三经之主治者焉在哉？医欲责效，不亦难乎！

注 释

① 方解石：别名黄石，味苦，辛，寒。归肺、胃经。李时珍在《本草纲目》中认为方解石“其似硬石膏成块，击之块块方解，墙壁光明者，名方解石也”。

译 文

《本草》经中诸多草药的命名，固有不明白其道理的，其中也多存在着相应的意义，追求学问之人不可以不深思审察。以颜色来命名的，如大黄、红花、白前、青黛、乌梅之类。根据其形状来命名的，如人参、狗脊、乌头、贝母、金铃子之类。以其气味而命名的，如木香、沉香、檀香、麝香、茴香之类。以其质地命名的，如厚朴、干姜、茯苓、生熟地黄之类。根据其味道命名的，如甘草、苦参、淡竹叶、草龙胆、苦酒之类。以其功效专长而命名的，如百合、当归、升麻、防风、滑石之类。以其采摘时节而命名的，如半夏、茵陈、冬葵、寅鸡、夏枯草之类。把石膏用火煅烧细研后，用醋调后封藏丹炉里，它的固密性要甚于脂膏，若不是有膏，怎么能有这样的作用？石膏是因兼有质地与功效而得名的，正好与石脂有相同的意义。阎孝忠妄自把方解石当作石膏，况且石膏味属甘而辛，是入阳明胃经之药。阳明胃经主肌肉，石膏之甘味可以缓脾益气、止渴泻火，其辛味可以解肌发汗，上可达头，又入手太阴肺经、手少阳三焦经。而方解石，只是重而质地坚硬、性属寒凉而已。探求其可以当作石膏来用作三经病之主治之处体现在哪里呢？医家想要求取成效，不也很困难吗！

按　语

本节论述本经中诸多草药的命名都是饱含深意的，有根据味、色、形、质、专长等命名的。又重点论述石膏在加工炮制之后，其命名兼有质和专长两方面的意义，阎孝忠把方解石当作石膏来用，只看到了方解石的质和石膏相同，却忽略了石膏的性味归经在疗效中的重要性，这也就告诉我们探究本草命名背后的一些深意对于我们更好而有效性地运用本草之重要性，虽本节只以石膏为论，一则给我们解石膏之惑，二则说明深究其他本草也应如此。

脉大必病进论

原文

脉，血之所为，属阴。大，洪之别名[①]，火之象，属阳。其病得之于内伤者，阴虚为阳所乘[②]，故脉大当作虚治之。其病得之于外伤者，邪客于经，脉亦大，当作邪胜治之。合二者而观之，皆病证方长之势也，谓之病进，不亦宜乎？悔藏云：君侵臣之事也。孰为是否？幸有以教之。

注释

① 洪之别名：《濒湖脉学》有“洪脉：指下极大”。

② 阴虚为阳所乘：《内经》：“阴平阳秘，精神乃治。”阴阳若失平衡，则会失去相互制约的作用。阴虚无力制约阳，阳乘机浮越于外，故病之虽属虚也出现脉大。

译文

脉是血液在脉管里运行所产生的，属性为阴性。脉大是洪脉的别名，象征着有火，属性为阳性。因为内伤而生病者，久病阴气耗伤而被阳气所乘，阴无力制约阳，从而阳乘机浮于外，所以此时脉大应当做虚证论治。因为外邪致病者，邪气客于经，脉也表现为大，此时脉大当作邪气盛论治。结合二者来看，都是表示病症进展之势，称为病进不也适合吗？王好古说：这是君王越界管理到臣子的事务范围。谁是对的呢？提出这个问题，希望有人帮助解答。

按语

本节讲述脉大就是洪脉的别名，象征着火，属性为阳。以此理，无论内伤之病虚或是外伤之病实都会有出现脉大的情况。从内伤之虚而言，阴虚无力制约阳，而致阳浮于外，其中，脉大亦表明了阴虚之重，属于病进之势。从外伤之实而言，外邪入内，与正气相搏脉中，而见脉大，表明邪气之盛，也属病进之势。“脉大”重点在于脉力、脉位，“病进”代表疾病加重甚至恶化。

生气通天论病因章句辨

原　文

《礼记》曰：一年视离经。谓离析经理，在乎章句之绝。《内经·生气通天论》病因四章，第一章论因于寒，欲如运枢。以下三句[①]与上文意不相属，皆衍文也。体若燔炭，汗出而散两句，当移在此。夫寒邪初客于肌表，邪郁而为热，有似燔炭，得汗则解。此仲景麻黄汤之类是也。第二章论因于暑。暑者，君火为病，火主动则散，故自汗烦渴而多言也。第三章论因于湿。湿者，土浊之气，首为诸阳之会，其位高而气清，其体虚，故聪明得而系焉。浊气熏蒸，清道不通，沉重而不爽利，似乎有物以蒙冒之。失而不治，湿郁为热，热留不去，大筋软短者，热伤血，不能养筋，故为拘挛。小筋弛长者，湿伤筋，不能束骨。故为痿弱。因于湿，首如裹，各三字为句，湿热不攘以下各四字为句，文正而意明。第四章论因于气，为肿。下文不序病证，盖是脱简。四维相代二句，与上文意不相属，亦衍文也。王太仆曰：暑热湿气三病，皆以为发于伤寒之毒，次第相仍，展转生病。五段通为一章，余有疑焉。暑病不治，伏而生热，热久生湿，湿久气病，盖有之矣。《内经》止[②]有冬伤于寒，不即病，至夏有热病之言。未闻寒毒伏藏，至夏发于暑病。至于湿病，亦蒙上文之热，谓反湿其首，若[③]湿物裹之，望除其热，当以因于湿首为句。如裹湿又为句，则湿首之湿，裹湿之湿，皆人为也。与上下文列言寒暑之病，因文义舛乖，不容于不辩。或曰：先贤言温湿、寒湿、风湿矣。未闻有所谓湿热病者，攻之《内经》，亦无有焉，吾子无乃失之迂妄耶？予曰，六气之中，湿热为病十居八九。《内经》发明湿热，此为首出。至真要大[④]气论曰：湿上甚而热，其间或言湿而热在中者。或曰热而湿在中者，此圣人爱人论道之极致[⑤]，使天下后世不知湿热之治法者，太仆启之也。君其归取《原病式》熟读而审思之，幸甚！

注　释

① 以下三句：指《内经》因于寒原文中接下的“起居如惊，神气乃浮”。

② 止：通“只”，只有、仅有。

③ 若：原误作“望”，今从王冰原文改之。

④ 要大：原误作“大要”，今从《素问·至真要大论》标题改之。

⑤ 极致：最高的造诣。

译文

《礼记》说：第一年考查学生断句分章的能力。所谓离析经理就是使章句分明。《内经·生气通天论》病因四章，第一章论因为受寒所致疾病，阳气就像转动的门轴一样出现运转失常的情况。以下三句与上文意不相符合，都是因抄写衍生而多出来的字句。应该把“体若燔炭，汗出而散”（身体就像用炭烤过一般，但这种情况在出汗后就会消散）两句移到下三句所在位置。寒邪一开始侵犯肌表，阳气被邪气郁闭于内而发热，像用炭烤过一般，但这种情况在出汗后就会消散。这种情况可以用仲景的麻黄汤之类方。第二章论因为中暑所致疾病。暑邪者，君火所致之病，因火邪性主动而升散，就会出汗、烦躁、出现喘渴、多言多语。第三章论因为湿困所致疾病。湿邪者，属脾胃所生之浊气，人体头为诸阳汇聚之处，其位居高处且清气聚集，其形空旷，所以耳聪目明与之有关。若被浊气熏蒸，使得清气的道路不通，就会出现头部沉重而不清爽敏捷，就像被东西裹住一般。如失治误治，湿邪郁久化热，热邪留恋不去，人体的大筋就会缩短，热邪伤血，血不养筋，所以会出现拘挛。小筋延长是因为湿邪伤筋，不能约束骨骼。所以会出现痿弱。因于湿，首如裹，各三字为句，湿热不攘以下各四字为句，行文结构标准而文意清晰。第四章论因为气滞就会出现肿症。下文没有写气滞的病证，大概是文字有脱漏。四维相代（以上四种邪气维系缠绵不离）二句，与上文的文义不相符合，也是属于衍生出来的文字。王太仆说：暑热、湿、气三种邪气致病，都被认为来自伤寒之毒，按照次序连续不断而发，反复生病。五段共为一章，我疑惑不解。暑邪所生之病未治愈，久之则生热，热久而湿邪内生，湿邪久则影响气机运行而至气病，原来就有的。《内经》里有冬天伤于寒邪，当时没有发病，到了夏天就会得热病之说。没有听闻过寒邪伏藏于体内，到了夏天会发于暑病。对于湿邪致病而言，也会蒙盖上文所说的热邪，热邪熏蒸，反而湿侵袭头部，如同用湿物包裹，想要祛除热邪，应该以“因于湿首”断为一句，如“裹湿”又断为一句，那么湿首之湿邪，裹首之湿邪，都是人为造成的。与上下文所说之寒暑之病，文意有偏离，不可不加以辨别。有人说：以前的贤人言温湿、寒湿、风湿。没有听闻过湿热病者，攻读《内经》也没有这样的说法，您没有觉得荒诞吗？我说：六气之中，湿热所致病者十个当中就有九个。《内经》首次提出湿热。《至真要大论》说：如湿邪盛就有热，也可以说有湿的同时而热邪也存在其中。或者说有热邪而湿邪也存在，这是圣人仁爱讨论道的最高造诣，天下后世不知道湿热所为病从何而治的人，从王太仆那儿可以受到启发。先生回去拿《素问玄机原病式》熟读并且审慎思考它，就很庆幸了。

太仆章句

原文

因于寒，欲如运枢，起居如惊，神气乃浮。

因于暑，汗，烦则[①]喘喝，静则多言，体若燔炭，汗出而散。

因于湿首（句），如裹湿（句），热不攘（句），大筋软短，小筋弛长[②]，软短为拘，弛长为痿。因于气为肿。（云云）

注释

① 则：原脱，据《素问·生气通天论》经文补。

② 驰长：意为弛缓不收。

译文

如果人体受寒，阳气就像转动的门轴一样出现运转失常的情况，人就像受到了惊吓，神气就会浮越。

如果人体中暑，就会出汗，烦躁之时就会出现喘咳之症，即使不烦喘时也会多言语，身体就像被炭烤过一般，出汗后就会消散。

如果人头部受湿，就会出现像湿布袋裹住一般，热不除，人体的大筋就会无力而缩短，而小筋就会松弛延长，无力缩短的被称为拘，松弛延长的被称为痿。

如果人体气滞，就会出现肿症。

新定章句

原文

因于寒，体若燔炭，汗出而散。

因于暑，汗，烦则喘喝，静则多言。

因于湿（句），首[①]如裹（句），湿热不攘（句），大筋软短，小筋弛长，软短为拘，弛长为痿。

因于气[②]为肿。（云云）

注释

① 首：一有做时间副词理解者，用以说明湿邪侵犯人体产生症状的先后顺序；二有做“头部”理解者。

② 气：一有做风邪解释者，《金匮要略》强调水肿乃因“风气相搏”或“风气相击”所致，即外有风邪，内有水气；二有做正气失调而致肿，张介宾说“因于气者……一有不调，均能致肿”，或邪气致肿，如张志聪说“因外淫之邪，有伤与气，则为肿矣”。

译文

如果人体受寒，身体就像被炭烤过一般，在出汗后就会消散。

如果人体中暑，就会出汗，烦躁之时，就会出现喘咳之症，即使不烦喘时也会多言语。

如果人体湿困，就会出现头重像布袋裹住一般，如果这种湿热不除，人体的大筋就会无力缩短，而小筋就会松弛延长，无力缩短的被称为拘，松弛延长的被称为痿。

如果人体气滞，就会出现肿症。

按语

此三篇先指出了读圣贤之书，首先应该掌握断句分章的能力，这样才能更准确地厘清文义。如后边太仆章句和新定章句断句分章若不清晰，则文意就完全不同。随后就“生气通天论”里的病因给我们做辨析讲解。分别论因于寒、暑、湿、气四种各自会出现的症状。分析整理其中错乱的语句，使得语义通顺连贯。因于寒，病机为寒性收引凝滞属阴邪。寒邪外束肌表，腠理闭塞，玄府不通，汗液不得外泄。且卫气宣出不得而郁于体内致使阳气亢盛，遂发热。此感寒之热治以解表发汗。因于暑，病机为暑性炎热、升散、开泄，可损阴，腠理开泄，则汗出可津伤气耗。暑热扰心神则烦，传心包则神昏谵语；犯肺，气肺失宣则喘咳。因于湿，病机为湿邪性重着黏腻，如有物包裹。湿邪久不除则并生热邪，两者并居于体内。若热胜于湿，则阴血伤，筋失养为主发为拘急；若湿胜于热，则湿邪阻塞经气运行为主发为痿软。因于气，若气作风邪解，则风为阳邪，同气相求而易伤阳气。阳气耗损不能化气行水，水溢肌肤，故成水肿。

倒仓论

原 文

经曰：肠胃为市。以其无物不有，而谷为最多，故谓之仓，若积谷之室也。倒者，倾去积旧而涤濯[①]，使之洁净也。胃居中属土，喜容受而不能自运者也。人之饮食，遇适口之物，宁无过量而伤积之乎？七情之偏，五味之厚，宁无伤于冲和之德乎？糟粕之余，停痰瘀血，互相纠缠，日积月深，郁结成聚，甚者如核桃之穰[②]，诸般奇形之虫，中宫不清矣，土德不和也。诚于中形于外，发为瘫痪，为劳瘵，为蛊胀，为癞疾，为无名奇病。先哲制为万病丸、温白丸等剂，攻补兼施，寒热并用，期中病情，非不工巧，然不若倒仓之为便捷也。以黄牡牛，择肥者买一二十斤，长流水煮糜[③]烂，融入汤中为液，以布滤出渣滓，取净汁，再入锅中，文火熬成琥珀色，则成矣。每饮一钟[④]，少时又饮，如此者积数十钟。寒月则重汤温而饮之。病在上者，欲其吐多；病在下者，欲其利多；病在中者，欲其吐下俱多。全在活法，而为之缓急多寡也。须先置一室，明快而不通者，以安病患。视所出之物，可尽病根则止。吐利后，或渴不得与汤，其小便必长，取以饮病者，名曰轮回酒。与一二碗，非惟可以止渴，抑且可以涤濯余垢。睡一二日，觉饥甚，乃与粥淡食之。待三日后，始与少菜羹自养，半月觉精神焕发，形体轻健，沉疴悉安矣。其后须五年忌牛肉。

吾师许文懿始病心痛，用药燥热香辛，如丁、附、桂、姜辈，治数十年而足挛痛甚，且恶寒而多呕。甚而至于灵砂、黑锡、黄芽、岁丹，继之以艾火十余万[⑤]。又杂治数年而痛甚，自分[⑥]为废人矣，众工亦技穷矣，如此者又数年，因其烦渴、恶食者一月，以通圣散与半月余，而大腑逼迫后重，肛门热气如烧，始时下积滞如五色烂锦者，如柏烛油凝者，近半月而病似退，又半月而略思谷，而两足难移，计无所出[⑦]。至次年三月，遂作此法，节节如应[⑧]，因得为全人。次年再得一男，又十四年以寿终。其余与药一妇人，久年脚气，吐利而安。

又镇海万户萧伯善公，以便浊而精不禁，亲与试之有效。又临海林兄，患久嗽吐红，发热消瘦，众以为瘵，百方不应。召予视之，脉两手弦数，日轻夜重，计无所出，亦因此而安，时冬月也，第二年得一子。

牛，坤土也。黄，土之色也。以顺为德，而效法乎健。以为功者，牡[⑨]之用也。肉者，胃之乐也。熟而为液，无形之物也。横散入肉络，由肠胃而渗透肌肤、毛窍、爪甲，无不入也。积聚久则形质成，根据附肠胃回薄曲折处，以为栖泊之窠臼，阻碍津液气血，熏蒸燔灼成病。自非剖肠刮骨之神妙，孰能去之？又岂合勺珠两[⑩]之丸散。所能窍犯其藩墙户牖乎？窃详肉液之散溢，肠胃受之，其厚皆倍于前，有似乎肿，其回薄曲折处，非复向时之旧，肉液充满流行，有如洪水泛涨，其浮莝陈朽，皆推逐荡漾，顺流而下，不可停留。表者因吐而汗，清道者自吐而涌，浊道者自泄而去。凡属滞碍，一洗而定。牛肉全重浓和顺之性，盎然涣然，润泽枯槁，补益虚损，宁无精神焕发之乐乎？正似武王克商之后，散财发粟，以赈殷民之仰望也。其方出于西域之异人，人于中年后亦行一二次，亦却疾养寿之一助也

注释

① 涤濯：洗涤；清除。
② 穰：指果类的肉，义同“瓤”。
③ 麋：通“糜”。
④ 一钟：中国古代计量单位，一钟约为375mL。
⑤ 艾火十余万：谓艾灸十余万条。
⑥ 自分：自己料想。
⑦ 计无所出：计：计策，办法。想不出什么好的办法。
⑧ 节节如应：谓步步见效。
⑨ 牡：雄性鸟兽。
⑩ 合勺珠两：微小的。

译文

《内经》说：肠胃像集市，没有什么东西不能容纳，而其中以谷物最多，所以称其为粮仓，像堆积谷物的屋子。倒，就是倾倒、清理掉积攒的旧物，使它干净。胃居中央，在五行属土，喜欢容纳水谷却不能自行运化水谷，人们饮水吃饭，食物适合口味而饮食没有节制，难道没有饮食过多而食积吗？七情的过于偏激、五味的过于浓厚，难道不会损伤元气的功能吗？剩下的糟粕，停聚的痰饮、瘀血，互相纠缠在一起，日积月累，凝聚在一起，严重者就像核桃的果仁，还有各种奇形怪状的虫，中焦不得清净，土的功能不和顺。诚然人体内部病变必表现于外，发病为肢体麻痹不能行走的疾病；发为痨虫侵袭肺叶而引起的一种具有传染性的慢性虚弱疾患；发为因蛊毒引起的腹部胀大，四肢浮肿，形体消瘦的疾患；或者发为传染性的皮肤病；或者发为不知名的奇异怪病。先世的贤人制作万病丸、温白丸等方剂，攻法和补法同时施用，寒凉药物和热性药物一起使用，治法和方药合乎病情，并非不是细致、精巧，然而还是不如倒仓法便捷。买公黄牛肥肉一二十斤，用溪涧中流动的水将其煮烂，成为汤液，用布过滤掉其残渣，取用干净的汁液再次倒入锅中，用小火将汁液熬成琥珀色就可以了。每次喝一钟（一钟约为375mL），隔一会儿又喝，如此反复喝数十钟。冬天就喝大量加热的汤，病位在上的，就

让其多吐；病位在下的，就让其多下利；病位在中部的，就让病人多吐多下利。这全在于灵活用法，可根据病情选择服汤液的频次和数量。需要先准备一间明亮干净而避风的房屋，用来安置病人。观察病人吐出或下利的糟粕，尽可能达到去除病根才停止。病人呕吐下利之后，如果口渴的话，不能给病人喝汤水，病人的小便必定清长，让病人喝自己的小便，称为“轮回酒”。喝一两碗，不仅可以止渴，而且可以清除残留的污垢，让病人睡一两天，病人觉得很饥饿，于是给病人吃淡米粥。等待三天后，开始给病人少量菜粥来养护身体，半个月后患者感觉精神焕发，身体轻盈健康，以前的旧疾都已经好了。在之后的五年里病人要忌食牛肉。

我的老师许文懿，初始患心痛病，常服用辛香燥热的药物，比如丁香、附子、肉桂、干姜之类，治疗数十年后致使足痉挛疼痛得很厉害，并且恶寒多呕吐。甚至用到了灵砂、黑锡、黄芽、岁丹，并继续用了艾灸十余万柱。又因纷杂的治法治疗数年没有治愈，反而更加疼痛，他料想自己已经成为废人了，众多医生都无能为力。这样持续了数年。因为老师烦躁口渴、厌食一个月，服用通圣散半月多，然后大肠出现里急后重感，肛门像热气烧灼一般，开始时排下如鲜艳的彩色花纹丝织品般的积滞，像乌桕蜡烛油凝固了一样，近半月来疾病好像减退一些，稍微想吃饭，然而两脚却难以移动，想不出更好的治疗方法。到第二年三月，用了这个倒仓法，步步见效，因而得以成为一个健全的人。第三年又得到了一个男孩，又活了十四年自然寿终正寝。另外，我还医治了一位妇人，多年患有下肢痿软，经呕吐和下利后痊愈了。

又有镇海万户侯肖伯善，因为小便浑浊而遗精不止，我亲自给了他试用了倒仓法也有效。又有临海的林兄，患有长期的咳嗽伴有吐血，发热身体消瘦，众人都认为是肺痨，用了百种方药后仍没有效果。请我前往诊治，他双手脉弦数，病情白天轻，夜晚加重，没有其他方法，也用了倒仓法而痊愈，当时正值冬天，第二年生了一个儿子。

牛，属性坤土。黄色是土的颜色。把通顺当作德行，故而效法于稳健。其功效是公黄牛的作用。肉是胃最愿意受纳的啊，肉被煮熟成汤液，便成为无形的东西，经肠胃向四周扩散进入肌肉脉络，渗透到肌肤、毛孔、指甲，没有什么是不可以渗透的。病邪积聚时间久了，胃肠中糟粕逐渐成为有形质的东西，盘旋在肠胃回绕曲折的地方，成为积聚所停留的处所，阻碍了气血津液的运行，经熏蒸燔灼而发病。如果没有剖肠刮骨的神妙医术，怎么能将其祛除呢？又岂是用微小的丸散药物，就能够到达身体里那些复杂难入的地方呢？细思肉液向四周溢散，经肠胃受纳，肠胃的厚度较前扩张，就像肿了一样，肠胃盘旋回绕曲折的地方不再像先前那样，其中充满着流行的肉液，像泛滥暴涨的洪水一样，肠胃中的浮草腐木都被肉液飘荡驱逐走，并毫无阻碍地往下冲走，不会停留。表邪应为呕吐而出汗，在上清道中的糟粕呕吐出来，在下浊道中的糟粕泄下而去。凡是属于积滞阻碍的，一经冲洗而干净。牛肉性质厚重又和顺，牛肉的营养之气像充盈的水流一样，润泽枯槁的身体，补益人体的亏虚损伤，怎么能不使人体精神焕发呢？正像周武王攻克殷商以后，分发钱财和小米救济，殷商百姓都敬仰周武王。这个方法出自西域的奇人，人到中年以后也可以采用这个方法一两次，这也是祛除疾病、养生延寿的一种辅助疗法。

按语

倒仓法主要是运用了中医八法中的“吐法”和“下法”涤荡胃肠中的停痰瘀血，具有“攻邪而不伤正，扶正而不助邪”的特点，用于治疗瘫痪、劳瘵、蛊胀、癞疾等杂病。《本草纲目》记载：“黄牛肉：甘、温、无毒。安中益气，养脾胃，补益腰脚，止消渴及唾涎。”黄色在五行属土，黄牛肉归脾胃经，黄牛肉可补养中焦脾胃。长流水具有通达泻下的作用，倒仓法取其泻下的作用，用来涤荡胃肠停留的积聚。《本草纲目》记载：“人尿：咸，寒，无毒。利大肠，推陈致新。”在倒仓法中，小便一可用来止渴，二可用其利大肠的功效来推陈致新，涤荡胃肠中的余邪。三者结合以达到攻中寓补，用来治疗杂病和养生延寿。尽管朱丹溪说明了许多倒仓法的治疗效果，但这种治疗方法在当今已经很难被大众所接受。我们应当继承其内在的治疗思维和内在的机制，并对其进行创新，以便更好地将它创新地运用于当今社会。

相火论

原 文

太极[①]，动而生阳，静而生阴。阳动而变，阴静而合，而生水、火、木、金、土，各一其性。惟火有二：曰君火[②]，人火也；曰相火[③]，天火也。火内阴而外阳，主乎动者也，故凡动皆属火。以名而言，形气相生，配于五行，故谓之君；以位而言，生于虚无，守位禀命，因其动而可见，故谓之相。天主生物，故恒[④]于动，人有此生，亦恒于动，其所以恒于动，皆相火之为也。见于天者，出于龙雷，则木之气；出于海，则水之气也。具于人者，寄于肝肾二部，肝属木而肾属水也。胆者，肝之腑；膀胱者，肾之腑；心胞络者，肾之配；三焦以焦言，而下焦司肝肾之分，皆阴而下者也。天非此火不能生物，人非此火不能有生。天之火虽出于木，而皆本乎地。故雷非伏，龙非蛰，海非附于地，则不能鸣，不能飞，不能波也。鸣也，飞也，波也，动而为火者也。肝肾之阴，悉具相火，人而同乎天也。或曰：相火，天人之所同，何东垣以为元气之贼？又曰：火与元气不两立，一胜则一负。然则，如之何而可以使之无胜负也？曰：周子[⑤]曰，神发知矣，五性感物而万事出，有知之后，五者之性为物所感，不能不动。谓之动者，即《内经》五火[⑥]也。相火易起，五性厥阳之火相扇[⑦]，则妄动矣。火起于妄，变化莫测，无时不有，煎熬真阴，阴虚则病，阴绝则死。君火之气，经以暑与湿言之；相火之气，经以火言之，盖表其暴悍酷烈，有甚于君火者也，故曰相火元气之贼。周子又曰：圣人定之以中正仁义而主静。朱子[⑧]曰：必使道心常为一身之主，而人心每听命焉。此善处乎火者。人心听命乎道心，而又能主之以静。彼五火之动皆中节[⑨]，相火惟有裨补造化，以为生生不息之运用耳，何贼之有？或曰：《内经》相火，注曰少阴、少阳矣，未尝言及厥阴、太阳，而吾子言之何耶？曰：足太阳、少阴，东垣尝言之矣，治以炒柏，取其味辛能泻水中之火是也。戴人亦言：胆与三焦寻火治，肝和胞络都无异。此历指龙雷之火也。予亦备述天人之火皆生于动，如上文所云者，实推展二公之意。或曰：《内经》言火不一，往往于六气中见之，言脏腑者未之见也。二公岂它有所据耶？子能为我言之乎？经曰：百病皆生于风、寒、暑、湿、燥、火之动而为变者。岐伯历举病机一十九条，而属火者五，此非相火之为病之出于脏腑者乎？考诸《内经》少阳病为瘛疭[⑩]，太阳病时眩仆，少阴病瞀暴喑郁冒[⑪]不知人，非诸热瞀之属火乎？少阳病恶寒鼓栗[⑫]，胆病振寒，少阴病洒淅恶寒振栗[⑬]，厥阴病洒淅振寒，非诸禁鼓栗如丧神守之属火乎？少阳病呕逆，厥气上行，膀胱病冲头痛，太阳病厥气上冲胸，小腹控睾引腰脊上冲心，少阴病气上冲胸，呕逆，非诸逆冲上之属火乎？少阳病谵妄，太阳病谵妄，膀胱病狂颠，非诸躁狂越之属火乎？少阳病肿善惊，少阴病瞀热以酸，肿不能久立，非诸病肿疼酸惊骇之属火乎？又《原病式》曰：诸风掉眩属于肝，火之动也；诸气郁病痿属于肺，火之升也；诸湿肿满属于脾，火之胜也；诸痛痒疮疡属于心，火之用也。是皆火之为病，出于脏腑者然也，注文未之发耳！以陈无择之通敏，且以暖炽论君火，日用之火言相火，而又不曾深及，宜乎后之人不无聋瞽[14]也，悲夫！

注　释

① 太极：古代哲学家称最原始的混沌之气。

② 君火：心火，中医称主宰神明之火。

③ 相火：肝肾的相火。《素问·天元纪大论》："君火以明，相火以位。"

④ 恒：持久。

⑤ 周子：指周敦颐，北宋哲学家，为宋明理学的创始人之一。

⑥ 五火：指心火、肝火、脾火、肺火、肾火。

⑦ 扇：通"煽"。

⑧ 朱子：朱熹，南宋哲学家，理学的集大成者。

⑨ 五火之动皆中节：指五脏火动而有节制，为人体正常之火。反之，无节制而妄动，则为异常之火。

⑩ 瘛疭：惊风；痫病。亦泛指手足痉挛。

⑪ 瞀暴暗郁冒：瞀暴暗：急性声音不扬，嘶哑甚至失声，郁冒：昏冒，神志不清，不认识人。

⑫ 鼓栗：震惊战栗。

⑬ 洒淅恶寒振栗：怕冷就像被冷水洒在身上一样振寒冷战。

⑭ 瞽：盲人。

译　文

太极（最初始的混沌之气），运动产生阳，静止产生阴。阳运动则变化，阴静止则聚合，从而产生水、火、木、金、土五气，五气各有其专门的特性。唯独火气有两种：一种叫君火，是人火；另一种叫相火，是天火。火之卦象（二阳爻夹一阴爻）内为阴、外为阳。火主运动，所以凡是运动发热都属火。以名称来说，形气相互滋生，分配给五行，故称其为君火；从地位来说，火产生于虚无，守位秉承天之命，因为火变动可以显现，故称之为相火。天主司化生万物，所以天要恒久地运行；人有生命，也是在于持久地运动，其之所以能够持久地运动，都是因为相火起的作用啊。显现于天空中的，出自龙雷之火，则是木之气；出自大海的，则是水之气。具体到人身上，则相火寄居于肝肾两个部位，肝在五行属木，而肾在五行属水。胆是肝的腑，膀胱是肾的腑；心包络系属于肾；三焦以焦来命名，下焦有主司肝肾的职责，皆属于阴而且位置在下部。天没有此火不能化生万物，人没有此火不能有生命。天的火虽出自木，然而都根源于大地。因此雷不潜藏，大海不依附于大地，雷就不能鸣响，龙就不能腾飞，大海就没有波澜。鸣响，腾飞，波澜，都是因为运动化热而化生火。肝肾的阴分，都具有相火，人也和天一样。有人说："相火，对于天人都一样，为何李东垣认为相火伤害了元气呢？"又有人说："火与元气不能同时并存，一方亢盛就会使另一方衰败。"如果是这样的话，怎么样才可以使它们之间不存在胜负呢？周敦颐说，神发能感知，感受五性而万物产生，有知觉之后，五性感受万物，不能不运动。这就是动，就是《内经》中的五火啊。相火容易生起，五种性情的厥阳之火相互煽动，就开始妄动了。火起自妄动，变化莫测，随时都有，火热煎熬真阴，阴虚就会发病，阴精穷尽就会死亡。君火之气，《内经》用"暑"和"湿"来形容；相火之气，《内经》用火来形容，大概是表明它的粗暴、凶悍、猛烈、残酷之性胜过君火，所以说相火会损伤元气。周敦颐又说："圣人以中正仁义而主张静。"朱熹又说："必须使天理道心成为人身的君主，人心常听命于它。"这是善于处理火的圣人。人心听命于天理，而且又能够以安静来控制它。五脏火运动而有节制，就是人体正常之火，相火只会有助于化育，成为人体生生不息的运化作用的推动力，又哪里会伤害人体？有人说："《内经》相火，注明的有少阴、少阳，没有说厥阴、太阳，你为什么要这样说？"我回答说："足太阳、足少阴，李东垣曾经说过了，治疗它用炒柏，是采取了辛味可以泻水中之火的道理。"戴人（张从正）也说："胆和三焦的病变又从火来治，肝和胞络的病也一样。"这些都指的是龙雷之火啊。我也详细论述了天人之火都源自变动，像上文所说的，实为推广二位先生的意见。有人说："《内经》说火气不一样，往往可以在六气当中体现出来，在五脏六腑之中却未曾见到。二公难道有其他的依据吗？您能为我解释一下吗？"《内经》说："百病都产生于风、寒、暑、湿、燥、火六气的运动变化。"岐伯列举了病机十九条，而其中属火的就包含了五条，这不是相火导致的疾病出自脏腑吗？考据《内经》，少阳病表现为惊风、痫病；太阳病表现为眩晕、昏仆；少阴病表现为眼花、失声，神昏不识人，这不是各种热病视物昏花、肢体抽搐都属于火吗？少阳病怕冷震惊战栗，胆经病寒战；少阴病就像被冷水洒在身上一样，怕冷寒战；厥阴病像被冷水洒在身上一样寒战，这不是各种病口噤不开、寒战、失神都属于火吗？少阳病呕吐上逆，气逆上行；膀胱病厥气上冲于头而导致头痛；太阳病厥气上冲心胸，小腹病牵睾从腰脊上冲到心；少阴病气上冲心胸，发生呕吐呃逆，这不是各种气逆上冲的都属于火吗？少阳病狂乱，太阳病狂乱，膀胱病癫狂，这不是各种躁动不安、发狂而举动失常的都属于火吗？少阳病身体浮肿容易受惊；少阴病头目眩晕、身体酸楚、身体浮肿不能长久站立，这不是各种浮肿、疼痛、身体酸楚、惊骇不安都属于火吗？又有《原病式》说："各种风病而发生的颤动眩晕，都属于肝，这是相火妄动啊；各种气病而发生的烦满郁闷，身体痿软都属于肺，是相火上炎啊；各种湿病而发生的浮肿胀满，都属于脾，是相火亢胜啊；各种疼痛、瘙痒、疮疡都属于心，是相火的作用啊。"这些都是相火所引发的疾病，出现在脏腑上，注释文字没有明白地写出。以陈无择的通慧聪敏，尚且以温暖炽热来论君火，以日用之火来论相火，却又没有深入探究，后世的人不缺像盲人聋人一样没有认识到相火的，可悲啊！

按语

朱丹溪的相火论，主要分为生理之相火和病理之相火。朱丹溪从太极动静论来立论，认为火性属动，凡是运动的都来源于相火的运动。天非此火不能生物，人非此火不能有生。从天人合一的角度阐释相火的生理功能，相火在天为生阳之气，可以使天恒于动而化生万物；在人体为生气之源，人体依靠相火的运动得以维持人体的生命活动。朱丹溪认为，人体病理之相火来源于人体五志过极所引发的五性厥阳之火相煽，相火妄动煎熬人体真阴导致的阴虚阳亢。朱丹溪从理学角度，赞同人心听命于道心，主之以静，可使相火归位而不妄动，成为人体生生不息运化的推动力。朱丹溪解释了李东垣的“相火为元气之贼之说”，此为妄动的相火。朱丹溪的相火论为其“阳有余而阴不足”的学说奠定了理论基础，同时也是他“滋阴降火”这一治法的重要依据，使得相火论的影响深远。

左大顺男右大顺女论

原文

肺主气，其脉居右寸，脾、胃、命门、三焦，各以气为变化运用，故皆附焉。心主血，其脉居左寸，肝、胆、肾、膀胱，皆精血之隧道管库[①]，故亦附焉。男以气成胎，则气为之主；女挟血成胎，则血为之主。男子久病，右脉充于左脉者，有胃气也，病虽重可治；女子久病，左脉充于右者，有胃气也，病虽重可治。反此者，虚之甚也。或曰：左心、小肠、肝、胆、肾、膀胱；右肺、大肠、脾、胃、命门、三焦。男女所同不易之位也。《脉法赞》曰：左大顺男，右大顺女[②]。吾子之言，非惟左右倒置，似以大为充，果有说以通之乎？曰：大，本病脉也。今以大为顺，盖有充足之义，故敢以充言之。《脉经》一部，谆谆于教为医者尔！此左右当以医者为言。若主于病，奚止于千里之谬？或曰：上文言肝、心出左，脾、肺出右，左主司官，右主司府[③]，下文言左为人迎，右为气口，皆以病患之左右而为言，何若是之相反耶？曰：《脉经》第九篇之第五章，上文大、浮、数、动、长、滑、沉、涩、弱、弦、短、微，此言形状之阴阳。下文关前、关后等语，又言部位之阴阳，阴附阳，阳附阴，皆言血气之阴阳。同为论脉之阴阳，而所指不同若此，上下异文，何足疑乎！赞曰：阴病治官，非治血乎？阳病治腑，非治气乎？由此参考，或恐与经意有合。

注释

① 管库：仓库。

② 左大顺男，右大顺女：古人归纳为“男左女右”，男性阳气偏盛，理应左脉大于右脉，女性阴血偏盛，理应右脉大于左脉。

③ 左主司官，右主司府：左寸口脉主司候气，右寸口脉主司候血。说法不一，仍有待商榷。

译文

肺主人体一身之气，其脉位居右手寸部，脾、胃、命门、三焦都用气的功能来变化运用，所以都依附于肺。心主血液，其脉位居左手寸部，肝、胆、肾、膀胱都是精血的隧道仓库，所以它们也依附于心。男子以元气来形成胎儿，因此是以气为主；女子依仗着血来形成胎儿，因此是以血为主。男子患病长久未痊愈，右脉比左脉充盈，是有胃气的表现，病情虽然严重但还可以治疗；女子患病长久未愈，左脉比右脉充盈，也是有胃气的表现，病情虽然严重但可以治疗。与此相反，则是过于虚弱。有人说："左边心、小肠、肝、胆、肾、膀胱；右边肺、大肠、脾、胃、命门、三焦。男女身上都相同，是不会改变的。"《脉法赞》说："左脉大有利于男，右脉大有利于女。您的言论并非只是左右倒置，似乎认为'大'是充盈，果真能说得通吗?"我说：脉大本来是病脉。现今以脉大为有利，大概是有充足的意思，所以敢用"充足"来形容它。一部《脉经》，谆谆教诲给那些行医的人！这里的左脉和右脉应当是从医生的角度来说。若对于疾病，岂止是很大的谬误啊？有人说："肝、心的脉象出现在左手；脾、肺的脉象出现在右手。左脉主司脏，右脉主司腑，下文说左手脉为人迎，右手脉为气口，都是以病人的左右手来说，哪里就是相反了呢?"我说："《脉经》第九篇的第五章，上文的大、浮、数、动、长、滑、沉、涩、弱、弦、短、微，都是从形状来说阴阳；下文所说关前、关后的内容，又是从部位来讲阴阳。阴依附阳，阳依附阴，都说的是血气之阴阳。同样是论述脉的阴阳，然而所指的却像这样不同。上下文字不同，哪里值得怀疑呢!"《脉法赞》说："阴病治脏不是治血吗？阳病治腑不是治气吗?"如此参考印证，或许恐怕与《内经》的意思相符合。

按语

左大顺男，右大顺女。民间则将其总结为："男左女右。"按中国古代的传统地理方位来讲，左为东方，右为西方。东方属木，木气升发，东为阳，为震卦，为长男；西方属金，金为肃杀之气，西属阴，为兑卦，为少女。故有"男左女右"之说。大脉本为病脉，在本篇中所言大是充盈之义，故为顺；而且是左右手对比，非病情过程中的前后对比。若女子在久病的情况下见左脉充盈度相对大于右脉，则提示胃气尚存，疾病仍有好转的可能；同样，男性右脉相对于左脉充盈，则提示胃气尚存，疾病仍有好转的可能。这一理论对于中医脉诊有一定的指导意义，丰富了中医脉诊的内容。

茹[①]淡论

原文

或问：《内经》谓精不足者，补之以味[②]。又曰：地食人以五味。古者年五十食肉，子今年迈七十矣，尽却盐醯[③]，岂中道乎？何子之神茂而色泽也？曰：味有出于天赋者，有成于人为者。天之所赋者，若谷、菽、菜、果，自然冲和之味，有食人补阴之功，此《内经》所谓味也。人之所为者，皆烹饪调和偏厚之味，有致疾伐命之毒，此吾子[④]所疑之味也。今盐醯之却[⑤]，非真茹淡者，大麦与栗之咸，粳米、山药之甘，葱、薤之辛之类，皆味也。子以为淡乎？安于冲和[⑥]之味者，心之收，火之降也。以偏浓之味为安者，欲之纵火之胜也，何疑之有？《内经》又曰：阴之所生，本在五味。非天赋之味乎？阴之五宫，伤在五味，非人为之味乎？圣人防民之具，于是为备。凡人饥则必食。彼粳米甘而淡者，土之德也，物之属阴而最补者也。惟可与菜同进，经以菜为充者，恐于饥时顿食，或虑过多，因致胃损，故以菜助其充足，取其疏通而易化，此天地生物之仁也。《论语》曰：肉虽多，不使胜食气。《传》[⑦]曰：宾主终日百拜，而酒三行，以避酒祸。此圣人施教之意也。盖谷与肥鲜同进，厚味得谷为助，其积之也久，宁不助阴火而致毒乎？故服食家[⑧]在却谷者则可，不却谷而服食，未有不被其毒者。《内经》谓久而增气，物化之常；气增而久，夭之由也。彼安于厚味者，未之思尔！或又问：精不足者，补之以味，何不言气补？曰：味，阴也；气，阳也。补精以阴，求其本也。故补之以味，若甘草、白术、地黄、泽泻、五味子、天门冬之类，皆味之厚者也。《经》曰虚者补之，正此意也。上文谓形不足者温之以气。夫为劳倦所伤，气之虚，故不足。温者，养也。温存以养，使气自充，气完[⑨]则形完矣，故言温，不言补。《经》曰劳者温之，正此意也。彼为《局方》者，不知出此，凡诸虚损证，悉以温热佐辅补药，名之曰温补，不能求经旨者也。

注释

① 茹：吃。

② 味：即厚味，指富有营养的动植物食品，也指味厚的药物，如熟地、肉苁蓉、鹿角胶等药。

③ 醯（xī）：醋。

④ 吾子：对平辈人的一种亲切的称呼，可译为“您”。

⑤ 却：推却；推辞；拒绝。

⑥ 冲和：意思是淡泊平和；指真气、元气。

⑦《传》：《易传》。

⑧ 服食家：指晋、隋、唐时代盛行的服石药之人。

⑨ 完：庚子本作“充”。

译文

有人问：《内经》中指出人体的阴精亏虚，当补之以厚味。又说：地供给人们以五味。古代五十岁吃肉，您今年超过七十岁了，不吃盐醋重味，这是符合道理的吗？为什么您神采奕奕、脸色润泽？回答道：味道有自然赋予的，有合成于人工的。自然赋予的味道，像谷物、豆类、蔬菜、水果，这些是自然和睦的味道，吃了对人体有补阴的功效，这是《内经》所说的“味”。人为加工的，都是烹饪调和偏重口味的，有导致疾病和侵害生命的毒性，这是您所疑惑的味。如今不吃盐醋重味，不是真正的吃淡味的，大麦和栗的咸味，粳米和山药的甜味，葱和薤的辛味之类，全都是有味道的。您认为这些味道平淡吗？习惯于淡泊平和之味的人，心神可以收藏，火得以下降。把偏浓重的味道作为习惯的人，欲望的放纵，相火的亢盛，又有什么疑问？《内经》还说：人体阴精的产生，来源于饮食五味。不是自然赋予的味道吗？而储藏阴精的五脏，也会因过多食用五味而受到损伤，这不是人工烹饪的滋味吗？圣人防止民众损伤的工具，在这儿已准备好。人们饥饿的时候一定要吃。那粳米甜美而淡，是土地的恩德，食物属阴，是最滋补的。只是适宜与蔬菜同吃，经过用蔬菜作为满足的人，担忧在饥饿时忙着吃，有时担心吃得过多，因而导致胃的损伤，所以用蔬菜帮助其满足，选用的就是蔬菜的畅通而易消化，这是天地养育万物的仁德啊。《论语》说：虽然肉很多，但是吃的时候不能让肉类的总量超过主食的总量。《易传》说：客人与主人相互敬酒百次，但酒过三巡而不醉，为了避免因喝酒过多产生的祸患。这是圣人教化的意思。同时吃粮食和酒肉等肥甘厚味，酒肉等肥甘厚味得粮食辅助，那食积更加持久，难道不助长阴火而侵害人体吗？因此服石药而不吃粮食的人就没事，而吃粮食同时服石药的人，没有不被其伤害的。《内经》中说在治疗或饮食上，如果长期服用某一种作用的药物或食物，则必然会引起人体之气发生偏亢的现象。如果人体气机长期处于偏胜状态，是造成夭折的原因。那习惯于厚味的人，没有思考罢了。有人又问：阴精不足的人，补之以味道，为什么不说补气？回答道：味道属于阴，气属于阳。补阴精用阴来补，是寻求它的本源。所以补之以味道，像甘草、白术、地黄、泽泻、五味子、天门冬之类，都是味厚的药物。《内经》说虚证用补法治疗，正是这个意思。上文提到对形不足的人，温养他的气，是疲劳所造成的伤害，气是虚的，所以不足。温的意思是温养。温暖地去保养，让气自己充盈，气完备则形也完备，所以说温不说补。《内经》说劳累过度损耗精气者，宜用甘温补气药调养，正是这个意思。那撰写《局方》的人，不知这些道理，凡是虚损证，全都用温热药辅助补药，名为温补，实际没能探求《内经》真正的含义。

按语

朱丹溪强调清淡饮食，反对过多食用肥甘厚味，要吃淡味。淡味不是指吃素，指口味要淡一些，尽量少吃调料，比如盐醋较重者。丹溪指出食物是有自己的味道的，称之为自然冲和之味。这更有利于人体的吸收，而人工添加剂味道往往会过度，刺激人的味蕾，提高人们的口味阈值，使其再也无法体会到食物本身的自然冲和之味。强调食物本身的自然冲和之味有补阴的作用，引用《论语》《易传》，吃的酒肉等肥甘厚味过多，容易化作阴火。建议人们应该少吃肉，少喝酒。另外，朱丹溪用药谨慎，言温不言补，强调治病求本。

呃[1]逆论

原　文

呃，病气逆也。气自脐下直冲，上出于口，而作声之名也。《书》[2]曰：火炎上。《内经》曰：诸逆冲上，皆属于火。东垣谓：火与元气不两立。又谓：火，气之贼也。古方悉以胃弱言之，而不及火，且以丁香、柿蒂、竹茹、陈皮等剂治之，未审孰[3]为降火，孰为补虚？人之阴气，依胃为养。胃土伤损，则木气侮之矣，此土败木贼也。阴为火所乘，不得内守，木挟相火乘之，故直冲清道而上。言胃弱者，阴弱也，虚之甚也。病人见此似为死证，然亦有实者，不可不知，敢陈其说。

赵立道，年近五十，质弱而多怒，七月炎暑，大饥索饭，其家不能急具[4]，因大怒，两日后得滞下病[5]。口渴，自以冷水调生蜜饮之甚快，滞下亦渐缓，如此者五七日，召予视。脉稍大不数，遂令止蜜水，渴时但令以人参、白术煎汤，调益元散与之，滞下亦渐收。七八日后，觉倦甚发呃，予知其因下久而阴虚也，令其守前药。然滞下尚未止，又以炼蜜饮之，如此者三日，呃犹未止。众皆尤药之未当，将以姜、附饮之。予曰：补药无速效。附子非补阴者，服之必死。众曰：冷水饭多得无寒乎？予曰：炎暑如此，饮凉非寒，勿多疑。待以日数，力到当自止。又四日而呃止，滞下亦安。

又陈择仁，年近七十，厚味之人也。有久喘病，而作止不常，新秋患滞下，食大减，至五七日后呃作，召予视。脉皆大豁，众以为难。予曰：形瘦者尚可为，以人参白术汤下大补丸以补血，至七日而安。

此二人者虚之为也。

又一女子，年逾[6]笄[7]，性躁味厚，暑月因大怒而呃作，每作则举身跳动，神昏不知人，问之乃知暴病，视其形气俱实，遂以人参芦煎汤。饮一碗，大吐顽痰数碗，大汗昏睡，一日而安。人参入手太阴，补阳中之阴者也。芦则反尔，大泻太阴之阳。女子暴怒气上，肝主怒，肺主气，经曰：怒则气逆。气因怒逆，肝木乘火侮肺，故呃大作而神昏。参芦喜吐，痰尽气降而火衰，金气复位，胃气得和而解。麻黄发汗，节能止汗。谷属金，糠之性热；麦属阳，麸之性凉。先儒谓物物具太极，学者其可不触类而长，引而伸之乎！

注　释

① 呃：气逆作声，打嗝。亦有本为“吃”。

②《书》：即《尚书》。

③ 孰：谁；哪个。

④ 具：供应、备办酒食。

⑤ 滞下病：中医指痢疾。

⑥ 逾：已经。

⑦ 笄（jī）：簪子。特指女子可以盘发插笄的年龄，即成年。

译 文

呃，是指气上逆的疾病，气从肚脐下直冲，上出于口发出声音而得名。《尚书》说：火向上升。《内经》说：各种气逆上冲症状多为火热之邪所致。东垣说：阴火与元气不可共存。又说：贼火是伤害元气的祸根。古方都认为病因为胃弱，而没有说到火，并且用丁香、柿蒂、竹茹、陈皮等方剂治疗，没有了解清楚哪个是降火，哪个是补虚？人的阴气，依靠胃来保养。如果胃土损伤，那么亢木之气就会侵犯它，这就是土虚弱木就会侵犯的意思。阴因为火的侵犯，不能守于内，肝木与相火携同侵犯，所以直冲食道向上。胃弱的人，阴也弱，体虚较严重。病人看到这般似乎是死证，但是也有实证，不可以不知道，敢于陈述我的主张。

赵立道，年龄接近五十岁，体质弱并且容易发怒，在七月炎热的暑季，非常饥饿想要吃饭，他的家人不能迅速准备好，于是大怒，两天以后得了滞下病。口渴，自己用凉水调生蜂蜜喝得很舒服，滞下也渐渐缓解，就这样五到七天，请我来诊治，脉稍大不数，于是让其停止喝蜂蜜水，口渴的时候，只要以人参、白术煎汤调益元散服下，滞下也渐渐好转。七八天之后，觉得十分疲倦发生呃逆，我知道他在泻下太久而致阴虚，让他继续服用前面开的药方。然而滞下还没有停止，又喝蜂蜜水，就这样三天后，呃逆还没有停止。大家都认为药物用得不恰当，将要使用干姜、附子来服用。我说：补药没有速效药，附子不是补阴的，喝的一定会死。人们说：冷水吃多了，难道不寒吗？我说：如这般炎热的暑期，喝凉水并不会寒，不要怀疑。等过几天后，药力到了滞下会自己停止。又过了四天，呃逆停止，滞下也好了。

又有一个病人，陈择仁，年龄接近七十岁，是喜欢吃重口味的人。有长期的喘病，但是不经常发作，初秋得了滞下病，饮食大减，五到七天后出现呃逆，请我诊治。脉象都是洪大宽阔的，大家认为很难治好。我说：身体瘦的人还可以治疗，用人参、白术汤送服大补丸来补血，到了第七天疾病痊愈。

这两个人都是虚证。

又有一个女病人，已经成年，性情急躁喜欢吃重口味，暑热天因为大怒出现呃逆，每次呃逆都全身跳动，神志不清不识人，问了才知道是突然生病。看她的形和气都是实证，于是给予人参芦煎汤，喝了一碗后，大量吐出顽痰几碗，出了许多汗、昏睡，一天病就好了。人参入手太阴经，补阳中之阴。人参芦就相反，泻太阴之阳。女子暴怒使气逆而上，肝主怒，肺主气，《内经》中说：怒可致气机上逆。气因为发怒而上逆，肝木乘火侵犯肺，所以呃逆发作并且神昏。服人参芦喜吐，痰排完，气降下来，火邪衰败，金气恢复，胃气调和使疾病痊愈。麻黄可以发汗，麻黄节能止汗；谷属于金，糠的性热；麦属于阳，麦麸的性凉。先儒认为万物都是太极，学习的人需要由此及彼，去依此类推，引申推衍！

按语

朱丹溪认为呃逆治疗要时刻顾护脾胃，提出“土败木贼”“木挟相火乘之，故直冲清道而上”。

在赵立道的医案中，赵在治疗滞下的过程中，又出现了呃逆的症状，朱丹溪强调顾护脾胃，“以人参、白术煎汤，调益元散与之”。在陈择仁的医案中，也是先发滞下后出现呃逆，“以人参白术汤下大补丸”。两个医案的共同点都是强调顾护脾胃。在一女子的医案中，炎热的夏天因为发火出现呃逆，属于呃逆的实证，“予人参芦煎汤”，痰除胃和而解。

房中补益论

原 文

或问：《千金方》有房中补益法，可用否？予应之曰：《传》[1]曰：吉[2]凶[3]悔吝生乎动。故人之疾病亦生于动，其动之极也，病而死矣。人之有生，心为火居上，肾为水居下，水能升而火能降，一升一降，无有穷已，故生意存焉。水之体静，火之体动，动易而静难，圣人于此未尝忘言也。儒者立教曰：正心、收心、养心。皆所以防此火之动于妄也。医者立教：恬淡虚无，精神内守，亦所以遏此火之动于妄也。盖相火藏于肝、肾阴分，君火不妄动，相火惟有禀命守位而已，焉有燔灼之虐焰[4]，飞走之狂势也哉！《易·兑[5]》取象于少女。兑，说也。遇少男，艮[6]为咸[7]。咸，无心之感也。艮，止也。房中之法，有艮止之义焉。若艮而不止，徒有戕贼，何补益之有？窃详《千金》之意，彼壮年贪纵者，水之体非向日之静也，故著房中之法，为补益之助。此可用于质壮心静，遇敌不动之人也。苟无圣贤之心，神仙之骨，未易为也。女法水，男法火，水能制火，一乐于兴[8]，一乐于取，此自然之理也。若以房中为补，杀人多矣。况中古以下，风俗日偷[9]，资禀日薄，说梦向痴[10]，难矣哉！

注 释

① 《传》：《易传》。

② 吉：吉利；吉祥。

③ 凶：灾祸；灾害。

④ 虐焰：残暴的气焰。

⑤ 兑：八卦之一，卦形为☱，象征沼泽。

⑥ 艮：八卦之一，卦形为☶，象征山。

⑦ 咸：六十四卦之一，艮下兑上。《易·咸》：“象曰：山上有泽，咸。”

⑧ 兴：即“与”。

⑨ 偷：浇薄；不厚道。

⑩ 说梦向痴：即痴儿说梦。指对傻子说梦话而傻子信以为真，比喻凭妄想说不可靠或根本办不到的话。宋·辛弃疾《水调歌头》：“莫向痴儿说梦，且作山人索价，颇怪鹤书迟。”

译文

有人问：《千金方》有房事补益的方法，可以使用吗？我回答说：《传》说：吉庆、灾祸、悔恨、忧虞都产生于运动。所以人的疾病也产生于行动，运动到了极致，就会生病而死。人之所以有生命，是因为心属火在上，肾属水在下，水能升并且火能降，一升一降，没有穷尽，所以生命可以存在。水的本体属静，火的本体属动，动容易而静困难，圣人对于这些未曾忘记告诫。儒家设立教导，说：端正自己的思想、控制自己的欲望、养仁义之诚心，都是为了防止心火妄动。医家树立教化，说：淡泊欲望名利、精神安定内守，这也可以阻止心火妄动。相火隐藏在肝肾的阴分中，君火不轻举妄动，相火只有奉命守位而已，怎么会有烧灼的肆虐火焰，飞走狂暴的气势！《易经·兑卦》取类比象于少女。兑是说和悦的意思。遇到代表年轻男子的艮卦，组合为咸卦。咸是无心的感应。艮是停止的意思。房事中的方法，有艮卦适可而止的意思。如果过度房事而不知停止，只有伤害，哪有什么补益的作用呢？我推详《千金方》的意思，那些壮年贪欲放纵的人，水不能制约火，所以写下房中之法为其帮助补益。这可以用于身体强壮、心态平和、遇女不动心的人。如果没有圣贤的心，神仙的骨，不容易做到。女像水，男像火，水能制约火，一个乐意给予，一个乐意获得，这是自然的道理。如果把性生活当作补益，伤人身体的情况很多。何况中古以后，世风日下，资质禀赋变差，痴儿说梦，难啊！

按语

朱丹溪反对片面地强调性生活的补益作用，重视节欲对保护阴精的重要性。认为过度频繁的性生活，会对人体健康产生负面影响。心为君主之官，主司精神意识活动，所以朱丹溪强调“正心、收心、养心”“恬淡虚无，精神内守”，用精神的平静，防止心火妄动。如果心火妄动，会引动相火，所以应重视养心静心。现代生活节奏快，压力大，人们无“圣贤之心和神仙之骨”，身体和精神不堪重负，更不应该过度纵欲。朱丹溪提倡节欲，保护阴精，以达到养生的目的。

天气属金说

原　文

邵子[①]曰：天依地，地依天，天地自相依附。《内经》曰：大气举之也。夫自清浊肇[②]分，天以气运于外而摄水，地以形居中而浮于水者也。是气也，即天之谓也。自其无极[③]者观之，故曰大气，至清、至刚、至健，属乎金者也。非至刚，不能摄此水；非至健，不能运行无息以举地之重；非至清，其刚健不能长上古而不老。或曰：子以天气为属金者，固《易》卦取象之义，何至遂以属金言之乎？善言天者，必有证于人；善言大者，必有譬于小。愿明以告我。曰：天生万物人为贵，人形象天，可以取譬[④]，肺主气外应皮毛。《内经》谓阳为外卫，非皮毛乎？此天之象也。其包裹骨肉、脏腑于其中，此地之象也。血行于皮里肉腠，昼夜周流无端，此水之象也。合三者而观，非水浮地、天摄水、地悬于中乎？圣人作《易》，取金为气之象，厥有旨[⑤]哉！

注　释

① 邵子：指邵雍，北宋哲学家。

② 肇（zhào）：开始。

③ 无极：是指无穷尽、无边际，大而无外、小而无内、无有始终，万物客观规律所形成的理性。

④ 譬：打比方；比喻。

⑤ 旨：意思；意图。

译　文

邵雍说：天依附于地，地依附于天，天地互相依附。《内经》说：地是空中的大气把它托举起来的。自从清浊开始分开，天用气运行于外来统摄水，地以形状居中而浮于水。这个气，就是天的意思。从其无穷尽的属性来看，所以叫大气，最清虚、最刚强、最强健，是属于金。不是最刚强，不能统摄这水；不是最强健，不能一直不停息托举沉重的地；不是最清虚，它的刚健不能长久，自上古而不老。有人说：你认为天气是属金的，本就是《易经》乾卦取象的意义，为什么说属金的呢？善于讲天道的，必须有证据于人；善于说强大者，必明白什么是弱小。希望明确地告诉我。回答道：天生万物以人为贵，人形象仿效天，可以用来比喻，肺主气，在外对应皮肤毛发。《内经》中说阳在外守卫，不是皮肤毛发吗？这是天的象征；它包裹的骨肉、脏腑在其中间，这是地的象征；血运行在皮肉之间的血管之中，昼夜循环流动不止，这是水的象征。把三者合起来看，不就是水浮于地、天统摄水、地悬在中间吗？圣人作《易经》，选取金作为气的象征，它是有道理的啊！

评析

朱丹溪先引用邵雍的观点："天依地，地依天，天地自相依附"，介绍了天、地之间的关系，后引申出《内经》进一步对天、地、水之间的关系进行探讨。用人的身体和自然做比喻，着重介绍了肺金的功能和在人体中的地位。在人的身体中，五脏六腑、骨肉、皮里肉膜、气血，构成一个整体，白天黑夜循环不止。探讨了人本身的整体观，人与自然的关系，从而论证"天气属金说"。

张子和攻击注论

原 文

愚阅张子和[①]书，惟务攻击。其意以为正气不能自病，因为邪所客，所以为病也，邪去正气自安。因病有在上、在中、在下深浅之不同，立为汗、吐、下三法以攻之。初看其书，将谓医之法尽于是矣。后因思《内经》有谓之虚者，精气虚也；谓之实者，邪气实也。夫邪所客，必因正气之虚，然后邪得而客之。苟正气实，邪无自入之理。由是于子和之法，不能不致疑于其间。又思《内经》有言：阴平阳秘，精神乃治；阴阳离决，精气乃绝。又思仲景有言：病当汗解，诊其尺脉涩，当与黄建中汤补之，然后汗之。于是以子和之书，非子和之笔也。驰名中土，其法必有过于朋辈者，何其书之所言，与《内经》、仲景之意，若是之不同也？于是决意于得名师，以为之依归，发其茅塞。遂游江湖，但闻某处有某治医，便往拜而问之。连经数郡，无一人焉。后到定城，始得《原病式》，东垣方稿，乃大悟子和之孟浪，然终未得的然之议论，将谓江浙间无可为师者。泰定乙丑夏，始得闻罗太无并陈芝岩之言，遂往拜之。蒙叱骂者五七次，趑趄[②]三阅月，始得降接。因观罗先生治一病僧，黄瘦倦怠，罗公诊其病，因乃蜀人，出家时其母在堂，及游浙右经七年。忽一日，念母之心不可遏，欲归无腰缠[③]，徒而朝夕西望而泣，以是得病。时僧二十五岁，罗令其隔壁泊宿[④]，每日以牛肉、猪肚、甘肥等，煮糜烂与之。凡经半月余，且时以慰谕[⑤]之言劳之。又曰：我与钞十锭作路费，我不望报，但欲救汝之死命尔！察其形稍苏，与桃仁承气，一日三帖下之，皆是血块痰积方止。次日只与熟菜、稀粥，将息又半月，其人遂如故。又半月余，与钞十锭遂行。因大悟攻击之法，必其人充实，禀质本壮，乃可行也。否则邪去而正气伤，小病必重，重病必死。罗每日有求医者来，必令其诊视脉状回禀[⑥]。罗但卧听，口授用某药治某病，以某药监其药，以某药为引经。往来一年半，并无一定之方。至于一方之中，自有攻补兼用者，亦有先攻后补者，有先补后攻者。又大悟古方治今病焉能脗[⑦]合？随时取中，其此之谓乎。是时罗又言用古方治今病，正如拆旧屋揍[⑧]新屋，其材木非一，不再经匠氏之手，其可用乎？由是又思许学士[⑨]释微论[⑩]曰：予读仲景书，用仲景之法，然未尝守仲景之方。乃为得仲景之心也。遂取东垣方稿，手自抄录。乃悟治病患，当如汉高祖纵秦暴[⑪]，周武王纵商之后[⑫]，自非发财散粟，与三章之法，其受伤之气，倦惫之人，何由而平复也。于是定为阴易乏，阳易亢，攻击宜详审，正气须保护，以《局方》为戒哉！

注释

① 张子和：金元四大家之一。名从正，号戴人。治病主张祛邪以扶正，善用汗、吐、下三法，后世称攻下派，其著作主要有《儒门事亲》。

② 趑趄（zī jū）：进退两难，尴尬其事。

③ 腰缠：旧时称随身携带的财物为腰缠。现在通称旅费。

④ 泊宿：暂时住下。

⑤ 谕：安慰。

⑥ 禀：报。

⑦ 脗："吻"的异体字。

⑧ 揍：同"凑"。

⑨ 许学士：许叔微。

⑩ 释微论：当指许叔微著的《伤寒发微论》。

⑪ 汉高祖纵秦暴：公元前206年，汉高祖刘邦率兵进入关中，为笼络人心，扩大政治影响，宣布废除秦朝苛法。

⑫ 周武王纵商之后：周武王灭商之后，封纣王之子武庚于殷，以安抚商遗民。

译文

我读张子和的书，发现其只是致力于攻下法。他的意思是正气自身不会生病，因为有邪气入侵，所以才会生病，邪气祛除了自然就不会生病了。因为病有在上、在中、在下之深浅不同，所以确立了汗、吐、下三法以祛邪。初看这本书，认为医学的方法都在这里了。后来因为思考《内经》讲到所谓虚的人，是精气亏虚；称为实的，是邪气盛的。邪气之所以入侵，必定是因为正气亏虚，邪气才能留存。如果正气充盛，邪气没有自行侵入的道理。因此对于张子和的攻击方法，不能不质疑其中的理论。又想到《内经》有这样的言语：阴精平和阳气致密，精神安定才能健康；阴阳分离决绝，精气就会竭绝。又想到仲景说过：病应当用汗法，诊察其脉发现尺脉涩，应当予黄芪建中汤先补益，然后再用汗法。于是认为张子和的书，并非他写的（疑为麻徵君所记录撰写）。其驰名中原，他的方法一定会比同辈中人要好，为什么这本书所说的，与《内经》、仲景的意思是不相同的呢？于是决心拜访名师，作为依托，弄清楚这些问题。于是游走江湖，只听到某处有某位良医，就去拜访求问。连续经过数个地方，没有遇到一个合适的老师。后来到了定城，开始得到李东垣《原病式》的书稿，才恍然大悟张子和的轻率，但始终没有得到确切的议论，认为江浙一带无人可师。泰定乙丑年夏天，才听说罗太无先生的名字和陈芝岩的讲述，于是就去拜访他。被责骂多次，尴尬几个月，才被接受。看到罗先生治一个生病的僧人，面黄消瘦精神倦怠，罗公诊查他生病的原因，其是蜀人，离开家时他的母亲在世，到江浙漂泊七年。忽然有一天，非常想念母亲不能自制，想回家却没有路费，只能独自早晚望着西边默默哭泣，因为这样而得了病。当时僧人二十五岁，罗太无让他暂时在隔壁住下，每天用牛肉、猪肚子、甘肥之品等煮烂给他服用。经过半个多月，并且时常用安慰的话宽慰他。又说：我给你十锭钞做路费，我不指望回报，只想救你的命！观察他的形体逐渐恢复，予桃仁承气汤，一天三帖喝下，直到排出血块痰积才停止。第二天只予熟蔬菜稀粥调养，这样过了半个月，这个人就恢复健康了。又过半个多月，给予十锭钞让他回家了。我突然明白攻击的方法，一定是那个人身体充实才是可行的。否则病邪去而正气伤，小病就会加重，重病就会死。每天都有向罗先生求医的人，罗先生会让弟子诊脉后回来禀告，罗先生只是躺着听，口授使用某药治疗某病，以某药克制某药，以某药为引经。观察一年半，并没有一个固定的处方。在一个处方之中，有攻补兼用的，也有先攻后补的，还有先补后攻的。又领悟到用古方治现在的病，怎么能完全吻合呢？随时变化对症用药，就应该是这样的！这时罗太无又讲到，用古方治今病，正如拆旧房子凑建新房子，其木材不一样，不再经过工匠之手，它可以适用吗？因此又想到许学士在释微论中说：我读仲景书，用仲景的方法，但从来没有照搬仲景的原方，是因为得到了仲景的心啊。于是取东垣书稿，亲手抄录。才明白治疗病患，要像汉高祖废除秦国苛刻的法纪，周武王灭商之后封纣王之子武庚于殷以安抚商遗民的做法一样，如果不是散发财粮，与之约法三章，其受伤的元气，疲惫的百姓怎么能平定恢复呢？于是完善了阴精易缺乏，阳气易亢盛，攻击宜周详审慎，正气必须保护的认识，当以《局方》为戒！

按　语

丹溪最初信服攻法，后在阅读《内经》和仲景书后产生怀疑，于是四处求学，拜访名医，游走江湖，在看到罗太无治病僧后明白，攻击之法，必其人充实，禀质本壮，乃可行也。否则邪去而正气伤，小病必重，重病必死。同时他发现罗治病无定方，这又让他明白古方不一定适用于今病，应随症变之。